家庭

安全用药

88 条

编　著

刘茂柏　杨木英　林　琦　张　金　李瑛瑛

参编人员

林接玉　蔡宜朋　魏　娜　黄奕桐　陈淑娴　张宇颖　林莹莹

黄艺容　许晨霞　吴吉芝　陈佳鑫　林碧娟

海峡出版发行集团 | 福建科学技术出版社
THE STRAITS PUBLISHING & DISTRIBUTING GROUP　FUJIAN SCIENCE & TECHNOLOGY PUBLISHING HOUSE

图书在版编目（CIP）数据

家庭安全用药 88 条 / 刘茂柏等编著 . —福州 : 福建科学技术出版社 , 2021.5（2023.1 重印）

ISBN 978-7-5335-6459-9

Ⅰ . ①家… Ⅱ . ①刘… Ⅲ . ①用药法 Ⅳ . ① R452

中国版本图书馆 CIP 数据核字（2021）第 074498 号

书　　名　**家庭安全用药 88 条**
编　　著　刘茂柏　杨木英　林琦　张金　李瑛瑛
出版发行　福建科学技术出版社
社　　址　福州市东水路 76 号（邮编 350001）
网　　址　www.fjstp.com
经　　销　福建新华发行（集团）有限责任公司
印　　刷　福州万紫千红印刷有限公司
开　　本　889 毫米 × 1194 毫米　1 / 32
印　　张　3.625
字　　数　100 千字
版　　次　2021 年 5 月第 1 版
印　　次　2023 年 1 月第 3 次印刷
书　　号　ISBN 978-7-5335-6459-9
定　　价　18.00 元

书中如有印装质量问题，可直接向本社调换

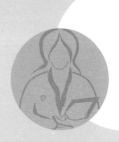

序

带你认识药与药师

　　福建医科大学附属协和医院药学部有一支专业扎实、配合默契、富有活力的药学科普创作团队，通过撰写本书、出镜录制科普短视频，带您走进药师与药品的世界，也会让您学习并掌握药品的正确使用知识。

　　大家对药师的认识可能还只停留在药品的调配、发药上，认为不就是个发药的人员吗？其实，药师的工作涵盖药品调剂、使用的方方面面。当您在医生诊室就诊并开具处方时，药师已经通过医院处方信息系统对您的处方进行审核，审查药品的适应证、用法、剂量是否合适，是否存在禁忌等，从而将用药安全隐患拦在第一关口；药品的调剂、发药离不开药师的细心认真，准确无误；而对于用药的疑问您还可以到用药咨询窗口，药师将给您进行耐心详细的指导；住院期间，药师同样会参与您的用药监护，审查医嘱单是否合适，患者所挂的每一瓶输液，可能就是静脉用药调配中心的药师在后方默默为您审核、配置的。总之，药师利用药学专业知识和医生一起制订安全、有效、经济的药物治疗方案，为您的用药安全保驾护航。

这些工作您在平时是不是都没有注意到呢？药师们所有的努力是为了让您更加合理地用药，同时希望您能从本书获得科学安全用药的知识。如您及您的家人因本书而得以规避用药风险，护佑自身健康，诚为我们药学科普创作团队之荣幸。

刘茂柏

福建省药学会理事长

福建医科大学附属协和医院药学部主任

2021 年 2 月

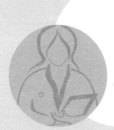

前言

说几件"药"命的事

俗话说"是药三分毒",药品,既可治病,也可致病;既可救命,也可要命。

今天说几件因为用药错误而"药"命的事。

据报道,在新冠疫情期间,武汉一女子为预防"病毒感染"而自行购买处方药羟氯喹服用,导致心律失常住进了 ICU 抢救;还有一患者在使用高锰酸钾药片时,没有注意药片也有分外用和口服的,看到是药片就直接口服,由于该药有强烈的腐蚀性,造成食管和胃黏膜的严重灼伤乃至穿孔,要知道,这外用的药片需要泡水稀释后使用。另外,有的患者为了让感冒快点好,同时服用几种感冒药,导致其中的成分对乙酰氨基酚过量引发肝衰竭;还有很多患者输液时会自行调快输液速度,殊不知这是非常危险的行为,很多药物对输液速度是有要求的,输液过快将导致严重的不良反应甚至生命危险。有一奶奶没有保管好自己的降压药，家中的小女孩认为这是"糖果"，大量服用导致幼小的生命因药而丧命。

一件件血淋淋的事件让作为药师的我们深感药学科普任重道远，这也是我们编写这本书的意义所在。

本书中作者们选取的每一个知识点均来源于临床实践，收集了民众普遍存在的用药问题和用药误区，创作时遵循循证医学的思维，努力搜集权威可靠的证据，并且对这些证据进行加工处理，凝炼出目前较为科学的观点与处理意见，也是药师们在日常工作中长期积累的用药心得体会，不足之处还有待各位读者甄别、交流与补充。

在本书的编写过程中，福建医科大学附属协和医院院领导们给予了肯定与大力支持，各临床科室的兄弟姐妹们不吝从专业角度提出改稿意见，本部门的药师们更是出谋献策，群策群力，在此一并致谢！

福建医科大学附属协和医院药学部

刘茂柏　杨木英　林琦　张金　李瑛瑛

2021 年 2 月

目 录

CONTENTS

1 家庭日常用药知识

30 | 妇女儿童安全用药

49 | 应届考生安全用药

一天服用几次的药怎么吃才对

经常有患者问，这药一天 3 次，就按照三餐时间来服用可以吗？这种想当然的答案不完全正确。通常情况下，降糖药、胃肠用药等因其特殊的药理作用特点，可以与一日三餐挂钩。但是，有些药物需要维持稳定的血药浓度水平来保持药效，一天 3 次就需要尽量间隔 6~8 小时服用一次，例如抗菌药物、抗癫痫药以及孕激素等。

有些药一天服用两次，一般于早、晚服用，间隔 12 小时左右。但是需要注意特殊情况，一些容易引起兴奋的药物要避免晚上服用，服药时间宜定在早上及中午。一天服用一次的药需要根据具体药物决定给约时间，每天固定时间段服药即可。一天 4 次的用药通常于三餐及睡前服用，基本保持每 6 小时左右服药一次。

（张金）

1. 饭前服药还是饭后服药

患者最常问的一句话就是"这药是饭前吃还是饭后吃啊"。

关于饭前饭后服药的门道，药师教您个小妙招：看说明书中的"用法用量"以及"药代动力学"这两项，如果有出现"饭前""空腹""进餐前"这些字眼，就是饭前服药的意思了。可以在进餐前半小时到1小时或进餐后2小时用药，这时候胃中食物已经基本排空，可以避免食物对药物的影响。

如果说明书中出现"饭后""餐后""餐时"的字眼，就可以理解为饭后服药，在进食后0~60分钟服用是都可以的；如果都没有提到以上字眼，可以认为该药不受食物影响，饭前饭后都可以服用。鉴于大多数药物服用后会产生胃肠道不适，安排在进食后0~60分钟服用较好。

（张金）

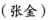

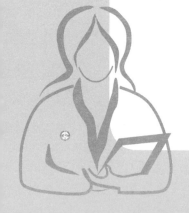

2. 家庭常备药该如何保存

　　不少人家里的药品随意放置，导致儿童误服药物的事件时有发生。家庭常备药应该存放在固定的小药箱或专用的抽屉中，必要时上锁，避免儿童能够轻易拿到。某些药品需要在 2~10℃低温冷藏保存，应放在冰箱保鲜层，同时不要紧靠冰箱壁，注意这里不可理解为放冷冻层，冻结的药品一般不可以使用，常见的药物有未开封使用的胰岛素、调节肠道菌群的活菌制剂等。糖浆制剂也是很多家庭的常备药，如止咳糖浆、退热糖浆等，这类药物开封后不宜久放，否则容易滋生细菌而变质，未受污染的情况下在开封后只能室温存放 1~3 个月，炎热天气可放冰箱保鲜层保存。最好是这次疾病好了剩下没喝完的糖浆就丢弃至有害垃圾桶。

（张金）

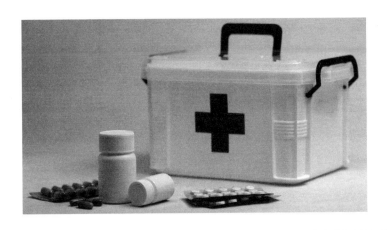

3. 如何分辨有效期内的变质药品

　　家里的药品如果保管不当，即使在有效期内就可能已经不能使用，用药前可通过观察药品的外观、性状、色、嗅、味来辨别是否变质。

　　（1）片剂：表面粗糙、松散或潮解，有结晶析出，有斑点、发霉，有臭味，白色药片变黄，糖衣层裂开等。

　　（2）冲剂：如有发黏、结块、溶化、异臭等。

　　（3）胶囊及胶丸：明显软化、破裂、漏油、互相粘连等。

　　（4）糖浆：有较多沉淀物或发霉等。

　　（5）混悬剂或乳剂：有大量沉淀、出现分层，经摇动也不匀者。

　　（6）栓剂、眼药膏及其他膏药：有异臭、酸败味、

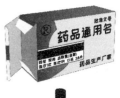

有明显颗粒、干涸、稀薄、变色、水油分离等。

（7）眼药水、滴鼻剂：有结晶或浑浊、变色等。

（8）中成药丸：霉变、生虫、潮解、蜡封裂开等。

药品发生以上变化时，应将其丢弃至有害垃圾桶。

（陈佳鑫）

4. 服药前看看药盒上是否有这六个字，不然很危险

在吃药前一定要先看看药盒上的药名中是否有这六个字："缓释""控释""肠溶"。这三个词是指口服药中比较常见的特殊剂型。例如"硝苯地平控释片"，就是把平时一天吃 3 次的药运用先进的制药技术把全天的药做成控释剂型，一天只要吃一次即可，24小时内药物会缓慢释放，起全天的治疗作用。缓释、控释制剂可以减少服药次数，还能维持平稳的血药溶度。而肠溶制剂则是给药物穿了一层不会被胃酸破坏的衣服，药达到肠道后才开始崩解

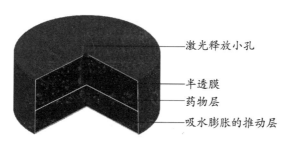

激光释放小孔

半透膜

药物层

吸水膨胀的推动层

吸收。所以如果碾碎或者咀嚼这类药，会破坏制剂工艺，影响治疗效果，还可能导致严重后果。例如"硝苯地平控释片"如果研碎了服用，相当于一次性吃了3倍剂量的药，可导致血压突然下降，十分危险！当然，有的特殊剂型是可以沿着刻痕掰开服用但不能咀嚼的，具体的药品请咨询药师或厂家。

（陈佳鑫）

5. 药品说明书上的不良反应越多就越可怕吗

有些患者看到药品说明书上一长串的不良反应，就吓得不敢吃药。

那么要怎么看待药物的不良反应呢？

首先，我们需要明确"是药三分毒"，药能治病，也可能产生有害的作用。几乎所有的药品都可能引起不良反应，只是反应的程度和发生率不同。现实生活中，没有不良反应的药品几乎是不存在的。

那为什么有的药品说明书上的不良反应写的满满当当，有的却寥寥无几呢？其实，不良反应记载详细的说明书，除了可能这个药本身的不良反应确实多之外，也往往说明对这个药品的研究比较透彻，数据收集比较全面。说明书中不良反应很少，或是写着"尚不明确"的，可能是因为对该药研究得不够透彻，毒副作用还不清楚。总之，对药物的不良反应要结合治疗的需要全面分析。病之当服，砒霜也是至宝，病之不当服，参茸也是砒霜。

（黄奕桐）

6. 当你身体发生这些变化，先检查一下你吃的药

这天同学发来一张照片，是他变黑的舌头，同时告诉我，他的大便也变成了黑褐色。我问他是不是正在吃含"铋"的胃药？没错，有的药物会让我们的身体发生变化，例如让粪便变黑的"铋剂""铁剂"，让尿液变深黄色的黄连素、维生素 B_2，让口腔有金属异味的甲硝唑。

如果您正在服药，并且发现自己的身体发生了改变，第一步先检查一下正在吃的药，如果说明书中有提到，就先不用担心，有的药物由于本身特性会让我们身体发生一些改变，一般在停药2~3 天后就会自行消失。但也要注意，身体的改变也有可能是药物的不良反应导致的，如抗凝血药物导致的胃肠道出血也会让大便变黑，也有可能是疾病导致的，如肾结石导致的血尿，这时一

定要及时去医院进行检查。

（陈佳鑫）

7. 手术前这些药您可能需要停用

您知道吗，为保障手术安全，手术前一定要把正在服用的药物给医生看看，有的药可能需要暂停使用。

（1）含"利血平"的复方降压制剂会影响手术期间的血压，如北京降压０号、复方利血平片。由于利血平的消除半衰期很长，最好在术前 1~2 周就停药。

（2）药品说明书中提到的会影响凝血功能的药，如阿司匹林、氯吡格雷、华法林等，这类药物会增加手术期间出血风险。具体停药的时间与手术大小及药物本身作用有很大关系。

（3）降糖药、利尿药、名字里含"洛尔"二字的降压药、茶碱类、中药以及单胺氧化酶抑制剂如异烟肼、呋喃唑酮等。

总之，如果近期您有手术的准备，请及时跟医生沟通，确认您是否有需要调整的药物，而且最好提前1~2周咨询。

（许晨霞）

8. 关于药物过敏需要了解的小知识

在初次或再次使用一种药物期间出现不明原因的发热、皮疹、瘙痒、哮喘，或突然发生胸闷、心悸、头晕、冒冷汗等症状时应考虑可能是药物过敏反应。

哪些药物容易引起过敏？

抗菌药物，如青霉素类、头孢类、磺胺类药物等；含碘制剂，如复方泛影葡胺、碘海醇等；生物制品，如单克隆抗体类、血液制品类等；其他如局部麻醉剂、抗肿瘤药物、中药、中成药等。

其实每一种药物及其辅料都有可能引起药物过敏。药物过敏原可通过食入、吸入、接触、注射等方式使人致敏而发生过敏反应。其中注射引发的过敏反应最严重，所以药物能用口服剂就尽量不要用注射剂哦。

（林接玉）

■ 发生药物过敏记住以下要点能救命

如果你在用药的过程中出现疑似药物过敏的症状该怎么办呢？

首先，应立即停用致敏药物或一切可疑药物，多喝温开水，以促进排泄、延缓吸收。大多数药物过敏反应在停用致敏药物后可消失。

其次，要多留意身体的变化，症状轻微的过敏反应可以服用抗过敏药物，如马来酸氯苯那敏、氯雷他定等。伴皮肤瘙痒的患者可局部使用炉甘石洗剂；如果过敏症状严重或是进展迅速的，应立即就医，在医生指导下进行治疗。

最后，应牢记自己的药物过敏史，就医时主动告知医务人员，避免再次使用发生过严重过敏反应的药物，还要注意药物交叉过敏的可能。当必须使用易过敏药物时，用药前可做好皮试，用药时加强监护。

（林接玉）

9. 蚕豆病患者用药须知

葡萄糖-6-磷酸脱氢酶（G-6-PD）缺乏症又叫蚕豆病，是指当机体进食蚕豆、蚕豆制品、接触蚕豆花粉或服用某些药物后，引起红细胞破坏产生的急性血管内溶血，是一种遗传性疾病。临床最典型的症状就是进食蚕豆后尿液呈酱油样或浓茶色，具体临床表现与溶血严重程度相关，常伴有发热、头晕、乏力、烦躁、恶心呕吐、脸色苍白、腹痛，严重者可出现抽搐、昏迷、甚至肾衰竭、休克等。

蚕豆病不可怕，预防是关键。新生儿出生时，应接受红细胞 G-6-PD 缺乏症的筛查，确诊为红细胞 G-6-PD 缺乏症者，应避免食用蚕豆、蚕豆制品，避免接触含萘的樟脑丸及含薄荷脑的日用品，还要避免以下几类的药物。

（1）退烧药不宜选用对乙酰氨基酚、阿司匹林、氨基比林，可用布洛芬。

（2）避免使用抗疟药，如伯氨喹、氯喹、奎宁、乙胺嘧啶等。

（3）避免含"磺胺"二字的药物，如磺胺甲噁唑、磺胺嘧啶等。

（4）避免含"呋喃"二字的药物，如呋喃唑酮、呋喃妥因、呋喃西林等。

（5）避免这些常用药：诺氟沙星、格列吡嗪、格列本脲、小檗碱、珍珠粉、亚甲蓝，以及辅料里含有薄荷脑成分的药物。

总结一句：看病时一定记住跟医生说自己是蚕豆病患者，用药前看说明书中是否有"G-6-PD 缺乏症者慎用"等字眼，所有用药应在医生指导下进行。

（林接玉）

10. 糖尿病患者能服用含糖药品吗

前几天，患有糖尿病的李阿姨来问我："这感冒冲剂甜甜的，成分表里写着含有'蔗糖'，我能不能吃呀？这药品说明书上，还写着糖尿病患者慎用呢！"

那我们来计算一下，李阿姨一次吃一包的感冒冲剂，一包 12 克，即使这包 12 克的冲剂全是蔗糖，等于大约摄入 48 大卡（1 卡 =4.2 焦耳）的热量，相当于吃了半个鸡蛋或四分之一个馒头（100 克）。况且，会甜的药品，可能加入的是热量低的甜味剂！所以呢，不用太担心。

我们一定要明白，糖尿病患者要控制的是总摄入量！并不是完全不能吃糖或含糖的食物。日常摄入的碳水化合物同样也会转化为糖，我们总不能不吃饭吧！所以，在服用含糖药品时，我们可以适当减少碳水化合物的摄入量，适当增加运动，并密切监测血糖即可。

（黄奕桐）

11. 糖尿病患者可以挂葡萄糖注射液吗

糖尿病患者到底能不能挂葡萄糖注射液呢？是否可以用生理盐水来代替呢？情况一，当糖尿病患者需要紧急纠正或预防低血糖的发生时，是可以使用葡萄糖注射液的；情况二，合并高血压、肾病、心脏病的患者，需要谨慎输入盐水，否则，会加重心脏或肾脏的负担，这种情况下，宜选择葡萄糖注射液；情况三，临床上常将胰岛素、葡萄糖及氯化钾配成极化液，来防治心律失常；情况四，一些药物必须用葡萄糖注射液来做溶媒，以维持药物理化性质的稳定。

医生在给糖尿病患者用葡萄糖注射液时，会根据患者的病情采取控制血糖的措施，例如加用胰岛素。我们日常饮食中摄入的淀粉类食物，在体内也是会转化为葡萄糖的，患者可以配合医生减少主食的总摄入量，同时密切监测血糖。

（黄奕桐）

12. 老年人定期"通血管"有用吗

秋冬之际，有一群老年人又要组团去挂瓶"通血管"了。

大家常说的"血管堵了"指的是血管壁上斑块形成，造成血管狭窄，这类患者需要长期规律服用处方药，如降压药、调脂药、抗栓药等来防治血管狭窄，同时注意低盐低脂饮食，适当运动。而这群老年人去挂的所谓"通血管"的药，多是活血化瘀或扩张血管的中成药注射液，如血塞通、疏血通、丹参注射液、香丹注射液等。然而目前并没有明确的证据来证明这些药物对"通血管"或防止中风有效果。相反地，更要注意到中成药注射液有效成分以及疗效都不确切，成分较为复杂，容易发生严重过敏等不良反应，甚至会有生命危险。

（黄奕桐）

13. 失眠很久了，该不该吃安眠药

不少人因为担心吃安眠药会上瘾，宁可深夜辗转反侧，出现了严重的身心问题，也坚决不吃安眠药；而又有些人热情难却，听说有亲朋好友被失眠困扰了，就慷慨送出自己的安眠药。这两种做法都是不对的！

不可否认，长期服用安眠药的确会产生耐受性及依赖性，导致要求增加剂量、不愿减少剂量或停药。但长时间失眠，对身体及精神的损害更大，应及时到医院专科就诊，由医生诊断失眠的类型和原因之后，选择合适的安眠药才是正确的操作。

对于长期服用安眠药的患者一定不能突然停药，否则会加重失眠，有的还会出现焦虑等症状，一定要

在医生的指导下合理、规范使用安眠药。总之呢，不要有太大的心理压力，保持心情舒畅最重要。

（黄奕桐）

14. 一分钟教你正确认识"消炎药"

提到消炎药，您想到的是什么呢？头孢、阿莫西林还是氧氟沙星？其实这些都是抗菌药物，是用于针对细菌等敏感菌引起感染的治疗，对其他病原体例如病毒、真菌是无效的。也就是说，抗菌药物不能用于治疗普通感冒和流行性感冒等病毒感染，也不能用于治疗香港脚、灰指甲等真菌感染。

那到底什么是消炎药呢？其实消炎药只是老百姓的俗称，这一类药物的专业名称应该是"解热镇痛抗炎药"，包括大家所熟悉的退烧药，例如对乙酰氨基酚、布洛芬等，这一类药物除了可退烧外还有止痛作用，可以用于头疼、牙痛等。双氯芬酸、洛索洛芬也是大家比较常见的抗炎镇痛药，一般不用于退烧，可以用于骨关节炎、类风湿关节炎等疼痛症状的缓解。

（吴吉芝）

15. 五招避开虚假广告药陷阱

教大家五招避开坑钱又伤身的所谓包治百病的"神药"广告陷阱。

第一招，看外包装是否有"OTC"的标志。如果没有，可能属于处方药，凡是正规厂家生产的处方药都不允许在报纸、电视上做广告。

第二招，看广告出现的地方。信箱里、厕所门上、马路边的墙角、电线杆上的广告，绝大部分是非法的，不能相信。处方药只能在专业性的报纸杂志上发布。

第三招，看是否有厂名厂址。如果药品广告上没写出具体的厂家和正确的地址，而是写 ×× 邮政信箱的话，不是钱有去无回，就是有问题找不着人。

第四招，看是否有批准文号。如果没有经过审查批准的广告批准文号，则容易存在问题。

第五招，看宣传用语。打着"不打针，不吃药，不开刀""祖传""失传""偏方""秘方""太空""老中医""老军医""大师"等旗号，找演员冒充专家、N 天搞定的神奇派都不可信。

以上要点记住了吗，下次遇到这种广告，记得转身别理会就对了。

（许晨霞）

16. 保健品当药吃？要不得

保健食品俗称保健品，指具有特定保健功能的食品，即适用于特定人群食用，具有调节机体功能，不以治疗为目的的一类食品。

那保健品与药品、食品之间有何区别呢？

保健品批准文号含有"食健字××号"，药品是"国药准字××号"，普通食品是"卫食字××号"。

如何正确识别和选择保健食品呢？

①认准"小蓝帽"标志；②确认是否有批准文号；③看保健功能与宣传是否一致，需要注意的是保健品不具有根治和治疗疾

病的功效；④应该在医生或药师的指导下正确使用保健食品，切勿将保健食品当药吃，否则不仅耽误了病情，安全还可能得不到保障。

（许晨霞）

17. 配置高锰酸钾溶液要注意些什么

高锰酸钾是很常用的外用药，民间叫它 PP 粉，是一种强氧化剂，配置成的水溶液对致病微生物有杀灭和抑制作用，可以用来治疗皮肤的急性炎症、溃疡、脓肿，还可用于水果、食具的消毒。

下面为您介绍一下配置高锰酸钾溶液的注意事项。

（1）取的时候保持干燥，以免手或接触物被腐蚀。

（2）市面上售卖的有片剂和颗粒两种，建议买片剂，比较容易掌握配置浓度。根据不同的用途配置成不同的浓度，如需配置 1：4000 的坐浴溶液，每取一片 0.1g 的片剂加 400ml 温水即可，过浓有腐蚀作用，过稀又达不到效果。

（3）溶液即配即用，刚配置成的液体呈紫红色，久置或加温后会变成褐色或砖红色，就表示失去药效了，不能再用。

（4）高锰酸钾只能配成水溶液外用，绝对不可口服，否则可造成消化道灼伤。

（5）注意密封保存并保持干燥。

（张金）

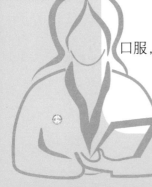

18. 服用减肥药奥利司他，您可能需要穿纸尿裤

作为一个减肥成功的药师，我来和你聊聊国内外都很火的减肥药奥利司他。

这个药通过抑制肠道脂肪吸收来达到减肥效果。也就是让您吃进去的脂肪不吸收，直接排出，所以就会带来很多相应的不良反应，例如胃肠排气增多、大便次数增加、脂肪便等。尤其是出现大便失禁、肛门控制不住地滴油的情况时，您可能需要穿纸尿裤来避免其中的尴尬和不便。

这个药还可能导致过敏、草酸盐肾病、肝损害的发生，还会影响其他药物的作用。如果饮食中过多地摄入油脂，此时加大用药剂量，并不会提升减肥效果，反而增加不良反应的发生，所以不能为了减肥盲目加量。这药虽然一定程度上抑制了脂肪的吸收，但如果没有控制碳水化合物的摄入一样达不到减肥效果。成功减肥的秘诀并不神秘：管住嘴，迈开腿。

（陈佳鑫）

19. 胃痛吃止痛药？胃炎吃抗菌药？都不对

您是否有经历过胃痛？相信大多数人都经历过。

胃痛多是胃炎在作乱，而胃炎多为胃黏膜受损所致，可以根据病情或症状严重程度选用抑酸药如奥美拉唑、抗酸药如铝碳酸镁、解痉药如曲美布汀、胃黏膜保护剂如替普瑞酮。

胃痛能不能吃止痛药呢？

洛索洛芬钠、双氯芬酸、布洛芬等非甾体抗炎药是很多家庭常备的止痛药，止痛药对胃黏膜存在刺激甚至损伤，反而会加重胃炎症状，甚至大大增加发生消化性溃疡的风险，因此不可使用止痛药治疗胃痛。

胃炎可以吃抗菌药吗？

胃炎多为非细菌性炎症，常表现为消化不良伴疼痛，可使用的药物有促胃动力药如莫沙必利、抑酸药如奥美拉唑，无须使用抗菌药物，也就是老百姓口中的"消炎药"。此外，过度使用抗菌药反而会导致胃黏膜损伤，加重症状。一般只在胃炎伴有幽门螺杆菌（Hp）感染时，才会使用抗菌药。即便如此，也不能随意选用抗菌药，而应在医师

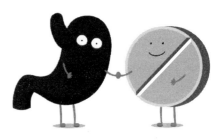

及药师指导下，规范、足疗程用药，才能提高 Hp 根除率。

（魏娜）

20. 胃病为什么医生会开抗焦虑抑郁药呢

身边常有人抱怨："我一到考试就紧张，胃就不舒服""我工作压力一大，就开始胃痛""可是我是胃病，为什么医生让我吃抗焦虑抑郁药呢"。原来，随着社会压力增加，人们常出现焦虑抑郁、精神过度紧张，而这些压力刺激容易诱发和加重胃炎症状。

这部分人群因胃炎就医时，医生很可能就会在处方中加上抗焦虑抑郁药。这类人群除了要保持积极乐观的心态外，在服用抗焦虑抑郁药期间，要遵从医嘱坚持规律服用药物，切忌自行停药，以免出现症状反弹，应在医师指导下调整用药方案。

（魏娜）

21. 胃不舒服，吃奥美拉唑就能解决问题吗

身边有胃炎的朋友不在少数，他们常自行服用质子泵抑制剂

如奥美拉唑肠溶片等。这类抑酸药因起效快、效果佳而被广泛应用，但服用这类药容易掩盖症状，从而延误诊断及治疗。所以，当怀疑有消化性溃疡，或出现报警症状（如无明显原因的消瘦、反复呕吐、吞咽困难、呕血或黑便）时，应及时到医院消化科就诊，待临床医师明确诊断后再进行对症治疗，切不可简单地应用抑酸药，以防贻误病情。

此外，长期应用这类抑酸药存在安全风险，如增加骨质疏松、骨折的风险，增加感染的风险（如肠道感染、肺炎），以及影响铁的吸收等。因此应在医师或药师指导下规范合理用药。

（魏娜）

22. 幽门螺杆菌感染的用药有讲究

前几天朋友跟我说，她经常有腹胀、嗳气等症状，到医院检测发现有细菌感染。朋友口中的细菌就是胃的头号敌人——幽门螺杆菌，简称 Hp。

朋友纳闷：医生给我开 4 种药，会不会太多了？4 种药又该怎么吃呢？

其实，4种药组合是根除 Hp 的四联疗法，两种抗菌药加上质子泵抑制剂（如奥美拉唑）与铋剂（如枸橼酸铋钾）。值得一提的是，四联疗法的方案，服用方法很关键！抗菌药物是饭后服

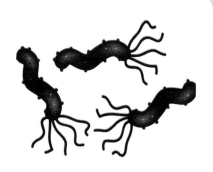

用！胃药（质子泵抑制剂与铋剂）是饭前服用！因质子泵抑制剂与铋剂同时服用会降低铋剂疗效，二者宜分开服用。在餐前一小时服用铋剂，餐前半小时服用质子泵抑制剂。需要坚持服药 10~14 天！只有规范、足疗程服药，才可大大提高 Hp 根除率。

（魏娜）

23. 什么是骨质疏松

楼下王大娘最近十分苦恼，她告诉我她最近总是腰酸背疼，前两天做家务时突然腰部剧烈疼痛，医生竟然诊断她腰椎骨折，说她很可能患有骨质疏松。骨质疏松是一种以骨强度下降、骨折风险增加为特征的骨骼系统疾病。发病率极高，每 3 个 60 岁以上的老年人中可能就有一个患有骨质疏松，且危害极大，被称为隐形的杀手，如果发生的是髋部骨折，一年内的死亡率高达 20%。

所以，老年朋友们一定要重视这个疾病哦！

■ 怎么知道自己是否存在骨质疏松

王大娘在腰椎骨折后想进一步确认是否真的患有骨质疏松，也想让她的老伴提前预防，他们有哪些选择呢？

老年人如果出现骨痛、乏力、脊柱变形、身材缩短甚至骨折的症状，就应该考虑自己可能患有骨质疏松了，可以去医院做一个双能 X 线吸收检测。这是最常用的骨密度测量方法，建议 65 岁以上的女性以及 70 岁以上的男性都可以进行检测。如果检测结果大于 –1，那么说明十分健康；在 –2.5 到 –1 之间称为低骨量，就应该警惕骨质疏松的发生了；检测结果小于 –2.5，那么很可能患有骨质疏松了，应该立即开始治疗。此外，骨骼 X 线片以及一些抽血检查都可以辅助诊断骨质疏松。

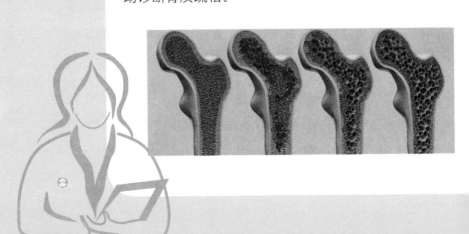

24. 为什么会得骨质疏松

王大娘得知自己患有骨质疏松之后十分纳闷，她平时虽然缺乏锻炼但很积极地喝骨头汤，吃各种保健品来补钙，怎么还会患有骨质疏松呢？

首先，我们应该了解骨质疏松的发病机制，生活中常见的骨质疏松主要有两类：一类是女性绝经后骨质疏松，雌激素具有增加骨量的作用，而女性在绝经后雌激素缺乏导致骨量急剧下降极易引起骨质疏松；第二类是老年性骨质疏松，主要原因是年龄引起的退化性骨丢失。

王大娘常喝的骨头汤中钙的含量很低，不足以起到补钙的效果。而来路不明的保健品则更不必说，价格昂贵且成分不明，含钙量也不确定。所以一定要弄清自己骨质疏松的类型再针对性地预防或治疗！

■ 如何预防骨质疏松

骨质疏松是一种从儿童时期就可以开始预防的疾病。因为人的骨量变化在 35 岁之前都是逐步增加的，在达到骨峰量维持数年后就开始逐步降低，像岁月一样再也无法回到从前。骨峰量对我们预防骨质疏松至关重要，拥有更高的骨峰量就意味着更低的骨质疏松风险。因此，我们首先应该优化饮食，多食用连骨吃的小鱼小虾、花生、核桃、大豆等含钙量较高的食物；其次我们应该加强锻炼，尤其选择跑步、打篮球、做体操等对骨骼施加了重力负荷的运动；最后，我们还应该在上午6点至9点多晒晒太阳，促进体内维生素D的合成，这样我们才能在老年时候远离骨质疏松的烦恼。

（蔡宜朋）

25. 吃钙片就能防治骨质疏松吗

很多人在得知自己患有骨质疏松后就购买各类钙产品补充剂服用，虽然我们中国人群的饮食结构中钙元素含量较低，但是如果一味地补钙，钙元素将大量地从尿道和肠道排出体外，引起肾结石和便秘，所以单纯大量

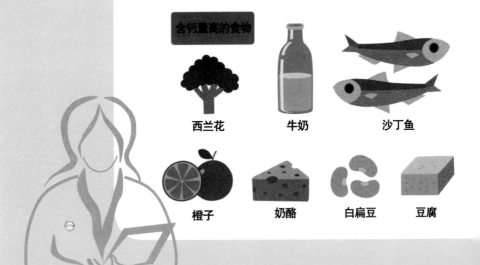

含钙量高的食物

西兰花　　牛奶　　沙丁鱼

橙子　　奶酪　　白扁豆　　豆腐

补钙不可取。

正确的做法是在补钙的同时补充钙的黄金搭档维生素 D，维生素 D 不仅能够促进钙的吸收，还能使钙更多地沉积在我们的骨骼上，增加骨强度。年轻的患者服用普通的维生素 D 就足够了，如果是老年人可以选择骨化三醇、阿法骨化醇等活性维生素 D，但一定要注意不可盲目加大剂量，大剂量摄入维生素 D 也会中毒。当然，我们日常更应该从食物中获取钙元素，从阳光中获取维生素 D，加强日常锻炼，不要等到发生了骨质疏松再追悔莫及。

（蔡宜朋）

26. 鼻喷剂治疗骨质疏松有用吗

很多人都听说过打针吃药可以治疗骨质疏松，但有人听说过往鼻子里喷药也可以治疗骨质疏松吗？还真有这样一种神奇的药物，它就是降钙素鼻喷剂。降钙素能够抑制骨质的破坏，使血钙更多地沉积到骨骼上，因其有着良好的镇痛作用，尤其适用于伴有骨痛的骨质疏松患者。降钙素最早是以注射剂型上市的，使用起来不太方便。新型的鼻喷剂虽然利用率不如注射剂，但是它使用起来更方便且不良反应较少，因此备受青睐。不过，如果大家真的认为只要往鼻子里轻松一喷就可以治疗骨质疏松可就大错特

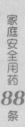

错了。由于降钙素会降低血钙，因此必须配合服用钙片和维生素 D 才能够达到最佳的疗效。

（蔡宜朋）

27. 一周吃一片，一年打一针，就能轻松治疗骨质疏松吗

如果我告诉大家有一类治疗骨质疏松的药一周只要吃一片，一年只要打一针，你是不是瞬间觉得幸福感爆棚呢？双膦酸盐就是这样一类药物，它能够有效抑制骨吸收、增加骨量，是治疗骨质疏松的一线用药。口服的阿仑膦酸钠一周只要服用一粒，注射的唑来膦酸更是一年只要打一针。双膦酸盐虽然使用轻松、效果强大，但也有着特征性的不良反应，例如口服的阿仑膦酸钠对食管的副作用较大，必须在进食或服用其他药物前半小时用白开水送服，在服药后 30 分钟内应避免平卧，多走动走动，防止药品黏在食管壁上。而注射用的双膦酸盐要住院后在医护人员的监测下使用。此外，双膦酸盐配合钙片和维生素 D 治疗骨质疏松效果更佳哦！

（蔡宜朋）

28. 雌激素能防治骨质疏松吗

　　说到雌激素，大家肯定很熟悉，它能够缓解女性更年期带来的一系列问题，预防女性冠心病与老年痴呆，是"永葆女性美丽的天使"，但是您知道，它还可以用来治疗骨质疏松吗？女性绝经后雌激素缺乏是导致骨质疏松非常常见的病因，对于绝经后女性又被确诊为骨质疏松的患者，适量补充雌激素的好处是不言而喻的。

　　说到这里，肯定有人担心雌激素带来的乳腺癌与子宫内膜癌的风险，只要大家在专业医生的评估后应用最低有效剂量的雌激素，并且按要求及时复诊，雌激素就永远是守护女性健康的"天使"。

（蔡宜朋）

妇女儿童安全用药

孕期用药的安全性该怎么咨询药师或医生

如果在孕期用了药，每个准妈妈最关心的就是药物对胎儿有没有影响。要说药物对胎儿的影响，首先，要看用药时的胎龄，不同时期的胎儿对药物的反应是不一样的，有的药在孕中期可以安全使用，在孕晚期却不宜使用。其次，要看药物本身的性质以及使用的剂量和疗程。只用一次药和多次长期用药对胎儿的影响也是不一样的。

所以准妈妈们咨询用药对胎儿的影响时要告知医生：①月经周期以及末次月经的时间。②所用的药物。③用药的具体时间段、用药的次数及每次的用量。再由专业的医生或药师来进一步判断。

（林琦）

29. 用了药后才发现怀孕了，怎么办

很多准妈妈在下次月经该来却没来时才发现怀孕了，在这停经的 28 天内用了药，对胎儿会不会有影响呢？在医学上，停经 28 天内药物对胎儿的影响，表现为"全"或"无"。这个时期胎儿还是一团细胞的形态，还在子宫内寻找肥沃的"土壤"来扎根。此期胚胎对药物高度敏感，这个药如果对胚胎有影响，那影响就一定很大，大到胚胎不能存活，你可能还没发现"它"的存在，"它"就消失在这个世界了。如果胚胎能够存活，就说明药物对胚胎未起任何作用，这个胚胎能发育成正常个体，在这一时期用药，几乎见不到药物的致畸作用。所以在这段时间内用药，只要最后胚胎能存活，可以基本不考虑药物对胎儿的影响，但也要注意特殊的药物以及特殊的情况，后期的产检不能忽视。

■ 吃了紧急避孕药还怀上的宝宝能要吗

前阵子妇产科同事高兴地告诉我，她吃紧急避孕药左炔诺孕酮后还怀上了二宝，生出来也是棒棒的。这并不是个别现象，而是有循证证据支持的，因为研究发现，服用左炔诺孕酮紧急避孕后妊娠，或妊娠后无意服用左炔诺孕酮时，没有发现药物对孕妇和胎儿产生伤害，也没有发现增加流产、低出生体重儿、小儿先

天畸形以及妊娠并发症的风险。所以，不需要考虑服用 1 次左炔诺孕酮（1.5mg）对胎儿的影响。此外，即便是没有用药的健康女性也有怀上畸形儿的可能。

（林琦）

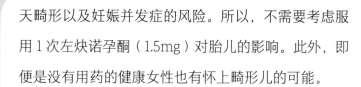

30. 在怀孕前期能用药吗

大家常说怀孕的头 3 个月是最危险的时期，那在这段时间生病能吃药吗？从停经 28 天到 3 个月孕期的用药须特别注意。

这段时间是胎儿主要器官如心脏、眼睛、大脑发育的关键时期。此时如接触药物容易发生先天畸形，为药物致畸的敏感期。在这一时期，应尽量避免使用药物，有些能推迟治疗的疾病，尽量推迟至此期之后治疗。但如果是高血压、癫痫、哮喘等必须治疗的疾病，如不及时治疗，对母亲及胎儿的危险性更大。此时应积极治疗疾病，在医师和药师的指导下，尽量选用目前已知的较安全的药物。对致畸性尚未充分了解的新药，一般也应避免使用。如果用了药，应积极进行产检及胎儿超声检查等相应的检查，以便及时评估药物对胎儿的影响。所以孕期头 3 个月生病了，还是应及时就医，在医师和药师指导下用药。

（林琦）

31. 叶酸、钙、DHA……孕期如何科学补充营养剂

■ 孕期如何科学补钙，下面几件事你要知道

（1）孕期对钙的需求量是逐步增加的，加上日常饮食的钙量，孕早期推荐每日总摄入钙 800mg，孕中期和孕晚期推荐每日总摄入钙 1000mg。我们建议准妈妈首选碳酸钙，如果您的胃肠功能不好，容易便秘可以选择柠檬酸钙，且最好选择含有维生素 D 的复方钙剂。

（2）补钙最佳时间是在睡觉前和两餐之间，且应与牛奶分开服用。

（3）如果你在同时服用钙剂和铁剂，应早晚分开服用。

（4）不能单纯通过食物来补钙，也不能光靠吃钙片来补钙，需要互相补充，像奶和奶制品、豆类、虾皮、海产品及一些绿色蔬菜均含有较高的钙含量，孕妈们可以搭配食用，均衡饮食。

■ 脑黄金 DHA，孕妈是不是必须要补

说到 DHA，孕妈妈一定不会陌生，孕期摄入充足的 DHA，

有益于改善宝宝早期神经和视觉功能发育，建议孕妈妈在孕期每天摄入 200mg DHA。可通过以下方式获得：每周食用 2~3 次深海鱼，每次 100~150g；每天吃 1 颗鸡蛋，来加强 DHA 摄入；每日用亚麻籽油或紫苏油 2~3g 拌菜吃；若饮食不能满足推荐的 DHA 摄入量，可应用 DHA 补充剂。

总之，怀孕以后多吃鱼虾和海产品，基本上就可以满足 DHA 的需要了，通过服用保健品来补充，不是必须的。

■ 孕期叶酸怎么补

我们都知道怀孕了要补充叶酸，孕期缺乏叶酸，容易导致胎儿神经管畸形。那么该如何补充叶酸呢？首先，正常孕前 3 个月就要开始补充，可持续整个孕期，也可延至产后 4~6 周，甚至持续整个哺乳期。建议每天补充 0.4mg 叶酸，进入孕晚期之后，可以每天补充 0.4~0.8mg 叶酸。其次，补充叶酸不仅是准妈妈的事情，准爸爸也应该补充，因为叶酸可以提高精子质量，准爸爸只需要在孕前补充 3 个月即可。最后，建议补充叶酸的同时，多食用富含叶酸的食物，如深绿色蔬菜、坚果、豆类等。

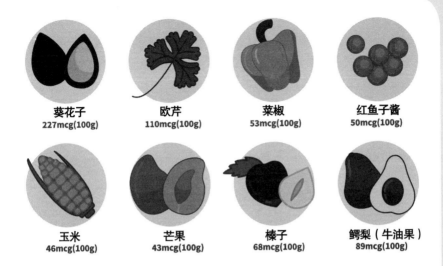

葵花子
227mcg(100g)

欧芹
110mcg(100g)

菜椒
53mcg(100g)

红鱼子酱
50mcg(100g)

玉米
46mcg(100g)

芒果
43mcg(100g)

榛子
68mcg(100g)

鳄梨（牛油果）
89mcg(100g)

■ 名字带"叶酸"却不能补充叶酸的药物

闺蜜问孕期可以吃"亚叶酸钙"吗？是不是既补钙又补叶酸？天啦，亚叶酸钙是用于肿瘤病人解除抗肿瘤药"甲氨蝶呤"的毒性，孕妇可千万不能用。怪不得，有很多患者来咨询，"某某他汀钙"可以用来补钙吗？例如阿托伐他汀钙、瑞舒伐他汀钙等，需注意不是所有药名中有"钙"字的药品都能补钙。这些药并不是补钙药品而是降脂药品。药师还要提醒准妈妈们，即使补叶酸也不是随便买一瓶叶酸片就能吃的。健康的孕妇买的叶酸是每片0.4~0.8mg 的规格，不要买 5mg 的，除非是癫痫的女性孕期才可能用到每片 5mg 的叶酸。

（黄艺容、林琦）

32. 准妈妈看过来，教你怎样做糖耐、喝糖水

在怀孕 24~28 周时，医生会给准妈妈开一包葡萄糖粉，做一个糖耐量实验，来筛查是否患有妊娠期糖尿病。

怎么做更准确呢？①不要因为检查而特意节食。②检查前一天晚上 10 点后开始禁食，检查当天早上空腹时记得先抽血。③检查期间，需要静坐，否则运动消耗可能导致测的血糖值不准确。④检查过程可以少量喝水，但不能吃东西，建议家人陪伴等待。

最后，了解一下抽血的时间和喝糖水的注意事项：带双筷子和 300ml 的温开水到医院，空腹抽血后，将一包的葡萄糖粉全部溶于温开水中，不断搅拌帮助糖粉溶解，5 分钟内喝完。如果实在是感觉太甜腻了，可以喝慢一点，但一定在 5 分钟内喝完。从喝的第一口开始计算时间，分别于喝完糖水后 1 小时、2 小时准时各抽一次血。3 次抽血的检验结果一定要给医生看哟。

（许晨霞）

33. "慢乙肝"患者意外妊娠该怎么办

　　我国为乙肝大国，每 70 个人中至少有 1 个乙肝患者。当慢性乙型肝炎患者遇上妊娠，该怎么办？对于有生育要求的慢乙肝患者，如果有治疗适应证，建议在治疗期间采取可靠的避孕措施。同时应尽量在孕前应用干扰素或核苷类似物如恩替卡韦、替诺福韦酯等进行抗病毒治疗，保证在孕前 6 个月完成治疗。

　　对于服用抗病毒药期间意外妊娠是不是就需要终止妊娠？

　　不同抗病毒药妊娠安全性是不同的，有些抗病毒药如干扰素为妊娠禁忌，而有些抗病毒药如替比夫定、替诺福韦酯是相对安全的。因此，对于服用抗病毒药期间意外妊娠者，应在医师或药师指导下，充分考虑、权衡利弊后谨慎决定。

（魏娜）

34. 关于"坐浴"您需要掌握以下要点

　　坐浴是临床上用于治疗痔疮、盆腔炎、外阴阴道炎、肛裂、前列腺炎等疾病常用的治疗方法。

　　坐浴可分为以下四个步骤：①准备坐浴盆 1 个、40℃左右温水 3000ml、干毛巾一条。②根据医嘱严格按照比例配置坐浴液，浓度过高容易造成患者皮肤、黏膜损伤，浓度过低则会影响治疗效果。③将臀部和外阴浸泡在坐浴液中 15~30 分钟，让药液与患处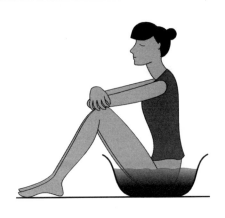有足够时间接触才能发挥疗效，一般坐浴液面应达到耻骨联合上缘及尾骨尖。④坐浴结束后用干净毛巾擦干外阴部及臀部。

注意老人及体弱患者坐浴时应有人在旁护理，并注意保暖，防止滑倒、晕倒等意外发生。

■ 可别被"洗洗更健康"洗脑了

相信很多人都曾被霸屏电视广告的某某妇科洗液所洗脑，其中"洗洗更健康"这句广告词更是妇孺皆知，真的是"洗洗更健康"吗？小药师来告诉您真相！健康女性的阴道内本来就有多种微生物存在，这些微生物参与维持阴道正常的酸性环境，并且形成生态平衡，本身并不致病，还可抑制致病菌的生长，让阴道发挥自净的作用。而过多过频繁地使用外用洗液冲洗阴道则会打破阴道的内环境，导致条件致病菌成为阴道内优势菌，使阴道更为干涩瘙痒。还有研究表明，冲洗的液体可能成为病原体的载体，增加盆腔炎与宫外孕的发生率。健康女性每天只需要用清水清洁外阴部即可，同时做好个人卫生，每天更换内裤并单独清洗，于阳光下晒干。若已经患有阴道炎症，应严格遵医嘱按疗程用药，不可擅自提早停药，也不可自行延长用药疗程。

（张金）

35. 药师家里会给宝宝备什么药

跟大家分享一下药师家里的小药箱。因为家里有小朋友，家庭常备药中儿童用药占了大半。一是退烧药，布洛芬或对乙酰氨基酚混悬液或滴剂，当宝宝发烧超过 38.5℃ 且精神状态不佳时按照体重给予退烧药；二是抗过敏药，如马来酸氯苯那敏、氯雷他定混悬剂等，发生过敏或感冒流鼻涕时可根据体重按需服用；三是电解质补充剂，如口服补液盐，当宝宝发生腹泻时可给予补充；四是化痰药，如氨溴索口服溶液等；小朋友是感冒的高发人群，感冒后常伴有咳嗽，由于大多数宝宝不会咳痰，当发生咳嗽且有痰音时可给予氨溴索进行化痰；五是维生素 C，当宝宝感冒时可适当服用，有助于缩短感冒病程，需要注意，如果是泡腾片不可直接吞服，宜泡水后服用。

（张金）

36. "熊"孩子误服药物怎么办

家里的"熊"孩子偷吃了大人吃的药，怎么办？

遇到这种情况，请家长在发现的第一时间，先镇定下来不要吓坏孩子，可以用手去抠孩子的嘴，看看药片是否还在孩子嘴里。如果孩子刚刚吞下药片，可以马上给孩子喂一点温水，再用手指压孩子的舌根，让孩子吐出来，这就是"催吐"。可以重复几次，如果看到完整的药片或药渣就表示催吐成功了。如果误服超过半小时，药物可能被吸收了，应立即就医。因为多数的药物是没有解毒剂的，特别是遇到毒性大的药品，无论误服时间长短，都要立即到医院处理，进行如洗胃等紧急治疗。

为了让大人小孩都少遭罪，家有"熊"孩子的家长请立即检查抽屉、柜子，把药品锁起来，或放到孩子够不到的地方。

（林琦）

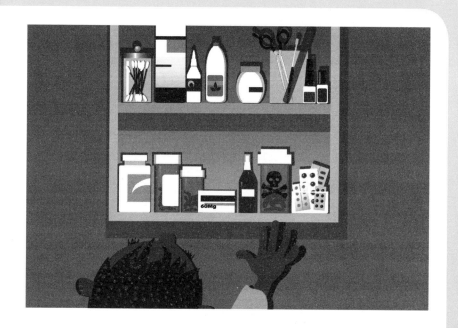

37. 孩子不肯滴眼药水怎么办

常看到有的家长给孩子滴个眼药水搞得全家鸡犬不宁。如果采取过于强硬的方式，孩子哭得天昏地暗，眼泪把眼药水冲淡，反而影响效果。聪明的爸妈可以等孩子睡着了再滴眼药水，那么具体要怎么做呢？药师给您支支招。

步骤一，孩子睡着后，把孩子的下眼睑往下拉，露出下结膜囊，把药水滴到下结膜囊就好了，一次完整的一滴就够了。注意，把药水滴到黑眼珠是不对的。

步骤二，滴好后轻提上眼皮，按摩几下上眼睑，让眼药水充分弥散。

步骤三，轻压内眼角3分钟。这可是减少眼药水引起全身不良反应的小妙招哟。

如果医生还开了眼药膏怎么办？可以先滴眼药水，过10分钟后再涂眼膏。眼膏一般睡前涂。

（林琦）

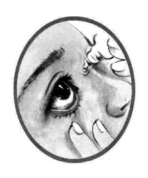

·滴眼药水

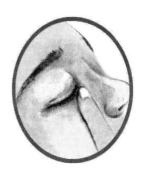

·按压眼角

38. 宝宝咳痰喘，雾化怎么做

雾化是婴幼儿咳嗽、咳痰及哮喘的常用方法，正确操作步骤如下。

（1）雾化前半小时不进食并尽量保持平静不哭

闹，以免雾化的气雾刺激，引起呛咳、呕吐。

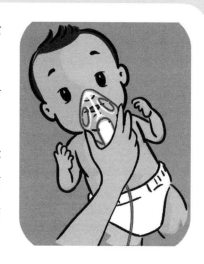

（2）检查雾化器，连接好各个附件，接上电源。

（3）雾化药品一定是医生处方中专门用于雾化的药物，如果有混悬液，请先摇匀，按医生交代的配置方法加入雾化罐内。

（4）取舒适的半卧位或坐位，打开开关。

（5）4岁以下的宝宝可使用面罩（如图），罩住口、鼻，正常呼吸即可，4岁以上的儿童，可使用咬嘴型装置，紧闭口唇，使用嘴深吸气、鼻呼气的吸入方法。

（6）保证单次剂量的药液雾化干净，取下口含嘴或面罩，给宝宝洗脸、漱口、喝水。

（7）关闭雾化器电源，按厂家要求消毒雾化器。

（黄奕桐）

39. 如何给鼻炎宝宝正确使用鼻喷剂、滴鼻液

鼻喷剂和滴鼻液是治疗宝宝鼻炎的常见剂型，正确使用很

关键。

（1）使用前让宝宝尽量擤出鼻涕或回吸后从口中吐出鼻涕，如果宝宝不会擤鼻涕，家长帮助宝宝清理鼻腔，如果有干痂，可用棉签蘸温盐水清洗。

（2）使用鼻喷剂时，打开保护盖，鼻喷剂如果为混悬液，每次使用前，应先充分摇匀。新开封及久未使用的鼻喷剂，要先向空气中喷压数次，获得均匀喷雾后再使用。

宝宝坐直，头稍微向前倾，家长手持药瓶，将喷嘴伸入一侧鼻孔，不要接触鼻黏膜，喷嘴的方向，稍倾向该侧内眼角，避免直接喷向鼻中隔，喷药的同时让宝宝用鼻吸气2~3次，稍微等待，再擦去自然流出的液体，再以同样方法喷另一侧鼻孔。需要注意：家长在抽出鼻喷剂之前，要始终按压住喷雾开关，以防将鼻中的黏液及细菌回吸入药瓶中。

（3）使用滴鼻液时，让宝宝平躺床上，肩下垫枕头，或躺在家长腿上，头部后仰，尽量使鼻孔垂直朝上，这点很重要哟。

将瓶口对准鼻孔靠鼻尖侧，滴入药液1~2滴，按压一两次鼻翼，再将宝宝的头，缓慢左倾斜30秒，缓慢右倾斜30秒，起身擦去自然流出的液体，如果药液流入口腔，可漱口并吐出。

在这里要提醒各位宝妈，如果某种鼻用的药液或者是一些成分不明的外来药或中药做成的滴鼻液有迅速缓解鼻塞的作用，一般都含有收缩血管的成分，如麻黄碱、羟甲唑啉等，这类药物用一两天，症状缓解就得停药，连续使用不得超过一周，否则可导致药物性鼻炎。

（黄奕桐）

40. 宝宝烫伤后的第一时间家长该做什么

前不久，一个一岁多的小宝宝不小心被开水烫伤，奶奶用土办法往伤口上涂鸡蛋清，没想到的是小宝宝对鸡蛋清过敏，导致过敏性休克，非常危险。除了鸡蛋清，民间还有用牙膏、鱼露、酱油、花生油的土办法，还有用有色药物如红汞、紫药水等处理伤口，这些做法都不合适，不但容易引起伤口感染，还影响医生对创面深浅的判断。

那烫伤后的第一时间该如何处理呢？应该立即脱离热源，然后用大量流动的净水冲淋烫伤部位。水量不要太大，连续冲淋20分钟左右，这样不仅可缓解疼痛，也可防止热力继续向深部作用。小面积烫伤可以将创面直接浸泡在冷水中，并且及时脱去烫伤部位的衣物。如皮肤因烫伤而变得薄弱且与衣物粘连，可以借助剪

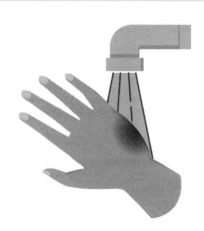

刀剪开衣物，但要让尖口朝上，不要伤到皮肤，也不要弄破烫伤后皮肤上起的水疱，避免感染。

记住，严重烧伤烫伤要立即到医院就诊，使用医生开的药物，日常护理时需保持烫伤创面的清洁以及药物的洁净，避免污染。

（吴吉芝）

家庭安全用药**88**条

41. 警惕能让孩子"变"聪明的"聪明药"

一位妈妈为提高女儿的学习成绩，给她服用了通过非法的网售途径购得所谓的"聪明药"。服药一个多月后，孩子开始掉发、失眠，停药后又出现头疼、恶心，浑身上下说不出的难受，不但课听不进去，看书、做题也不行。

药师告诉妈妈们，所谓的"聪明药"其实是用于治疗疾病的特殊管制的精神类药品。如哌甲酯、莫达非尼，以及只要改变一点点化学结构就变成了冰毒的苯丙胺。他们的本质都是神经兴奋剂，通过缩短睡眠时间，延长觉醒时间，从而延长学习、工作时间。

要知道人体本身需要一定的睡眠、休息时间，长期剥夺睡眠，生物钟规律紊乱，会导致情绪不稳、抑郁、狂躁、焦虑等精神症状。长期吃这些药其实和吸毒没什么两样，都是在慢慢地侵蚀一个人的身体！劝大家不要被一时的好成绩诱惑，人生是一场马拉松，想要让孩子学有所成，还要靠长期的合理安排与坚持努力。

（吴吉芝）

42. 阿奇霉素宝宝服 3 天停 4 天？停药了还有作用吗？

门诊时发现很多家长在宝宝每次感冒发热时都随意给娃服用阿奇霉素，想着上次感冒发热时吃这药就很有效果，娃儿吃这药会好得快些不折腾。其实这是非常错误的做法。

首先，阿奇霉素是抗菌药物，而且是处方药，必须由医生明确诊断为支原体等敏感菌所致的感染后才能使用，否则可引起细菌耐药或肠道菌群紊乱。

其次，普通感冒是病毒引起的，服用阿奇霉素无效，不吃阿奇霉素感冒也会自然痊愈。

最后，常常会有患儿家长问：这个阿奇霉素服 3 天停 4 天是什么意思？停药期间会不会感染复发啊？阿奇霉素与其他抗菌药物不同，在身体的组织中作用时间长达 68~70 小时。也就是说，在停药的 4 天当中，药物仍是有作用的。除了服 3 天停 4 天的 3 日疗法，还有服 5 天停 2 天的 5 日疗法，都是一天只需要服用一次即可，具体的疗程一定得由医生来决定。

（吴吉芝）

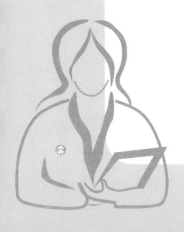

高考生要不要多进"补"

总有家长们问药师，要不要给高考的孩子吃点补品，炖点药膳？临近考前，有些家长恨不得把贵的、稀罕的食物全放到孩子的食谱上，人参、鹿茸、燕窝、石斛、金线莲，还有各种传闻中强身健体的"神药"。药师的好朋友回忆说，他高考前几天，天天吃炖人参，结果连着几个晚上没法入睡，反而没有发挥好。

我们说，科学讲究的是循证依据，然而没有任何证据证明进"补"可以提高高考成绩；医学还讲究累积剂量与中毒剂量，因此服用单种药材或食材都不应该过量。

建议家长们选取平时吃过的食材变着花样给孩子做可口的饭菜；不要让高考的孩子当小白鼠，关键时候让孩子尝试没吃过的"补"药，更不要在高考前轻易改变孩子的饮食习惯；尤其是不要盲从于各种所谓营养品、保健品的广告。

（杨木英）

43. 高考生屁股出问题了怎么办

这天，即将高考的孩子跟我说他班上好几个同学的屁股出问题了，坐不住了，有的长痔疮，有的肛门裂了，有的屁股长了毛囊炎。

这都是考生久坐学习导致的。要避免出现这样尴尬的烦恼，药师教您几招。

首先，不要让孩子坐在不透气的软凳上，如果痛得厉害，可以买个中空的坐垫。

其次，注意生活与饮食，避免便秘，可以多吃蔬菜、瓜果，抽空做些运动。两节课之间要站起来走走，哪怕是上个厕所，也可以改善血液循环。如果便秘得厉害，吃些温和的缓泻药如复方聚乙二醇电解质散、乳果糖口服溶液等。

最后，肛门症状严重的，可以买高锰酸钾片剂按1:4000的浓度用小半盆的温水泡好后，把屁股坐进去泡15分钟。长痔疮可以用痔疮膏，肛门裂了或患了毛囊炎，可以外涂红霉素软膏。

（杨木英）

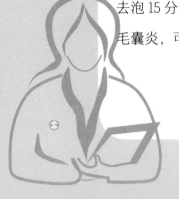

44. 高考女生避免痛经能吃避孕药吗

有高考的小女生问我，阿姨，我妈让我吃避孕药，会不会有副作用。原来，这位妈妈是想让女孩吃短效的复方口服避孕药错开高考期间的经期。药师觉得呀，如果没有严重的痛经、月经量过多，没有必要这么做！如果特殊情况下一定要用，请找专科医生指导用药。

采用短效的复方口服避孕药控制月经，最好在高考前 6 个月开始，服药 21 天，停药 7 天，停药 3~7 天内会出现月经，可以有效缓解痛经。如果临近高考，建议最迟高考前一个月，在来月经的第 2 到第 5 天开始吃药，每天一片，吃到高考结束当天，中间不停药就不会来月经。少数人会出现少量阴道流血，但不会影响日后生育，可以在睡前服药，缓解恶心、呕吐、嗜睡等不良反应。

■ 面临大考时，孩子出现痛经怎么办

孩子重要考试时遇到痛经怎么办？药师建议首选方案是服用如非甾体类镇痛药物来减轻症状，这类药物的有效率约 80%，常用的有布洛芬、双氯芬酸钠、塞来昔布等，月经来潮就开始服用效果更佳，连服 2~3 日，不痛即可停药。

这类药物对胃肠道的不良反应比较明显，可在饭后服用。平时家长就要注意改变孩子的生活习惯来缓解痛经，平和的心

态、规律的作息、合理的饮食、适当的运动有助于改善痛经。饮食上，少吃冷饮，多吃水果、蔬菜、鸡肉、鱼肉，增加钙、镁、铁摄入量，衣着要注意保暖，特别是下腹部。

（杨木英）

45. 高考生失眠能吃安眠药吗

有的孩子在高考前出现失眠，那么能服安眠药吗？

对于高考生来说，妈妈的淡定是最好的"安眠药"。告诉孩子，偶尔睡不好是正常的。早起时让孩子去洗把脸，正常吃饭，吃多少没关系，不唠叨。让孩子按照原来的节奏学习，如果期间犯困，可以睡一会，能午休最好，但白天不要睡太久，晚上可以适当早点睡。相信孩子很快会调整过来。如果连续几天孩子都没睡好，严重影响了学习，可以找神经内科医生开一些短效的安眠药，从少量开始吃，睡眠改善即可停药。

如果孩子出现明显的焦虑或抑郁，情绪异常，需要您尽早带孩子就诊，通过心理干预，或规范使用抗焦虑抑郁的药，帮助孩子解决睡眠问题。

（杨木英）

46. 孩子一到大考就容易拉肚子、胃疼，该怎么办

临近统考，有的家长发现，孩子动不动就上厕所拉肚子或者出现胃痛的症状！然而考前一段时间，孩子在家一切正常呀？这是怎么回事儿呢？

经过药师观察，发现有的孩子在家长看不到的地方紧张焦虑着呢。

紧张焦虑且缺乏运动，会导致下丘脑功能失衡，胃酸分泌增多，保护作用的胃黏液分泌减少，胃黏膜保护屏障被破坏，因此高考的孩子容易胃疼。人的精神过度紧张会导致下丘脑功能紊乱，进而导致胃肠功能紊乱，表现为大便次数增多，性状改变。应对拉肚子的正确方法是：一天不超过3次大便，不处理；大便没有黏液、没有血，不处理；没有发烧没有胃肠绞痛不处理。

除了继续保证孩子正常饮食外，家长要给孩子一个淡定从容但努力工作的榜样。此外，家长要多花心思给孩子做容易消化的、美味健康的饭菜，营造家庭轻松愉悦的气氛，鼓励孩子外出走走，

做做运动。如果胃痛可以找医生开保护胃黏膜以及抑制胃酸分泌的药，帮助孩子度过这段时间。

（杨木英）

47. 考试期间用药安全

如果孩子在考试期间出现不得不用药的情况，用药时一定要注意以下几点。

考试当天避免使用会影响判断力的药，比如多数感冒药中含有氯苯那敏（扑尔敏），会引起嗜睡、疲乏，容易让孩子思维短路。

尽量不尝试没用过的药，万一过敏，如果症状轻微还好，严重过敏的治疗非常麻烦，孩子的时间耗不起。

遇到需要就医用药时，请多跟医生说一句，孩子近期高考，医生会综合考虑治疗方案的。

最后，用药前咨询医生或药师，遵医嘱用药绝对不是一句空话。

（杨木英）

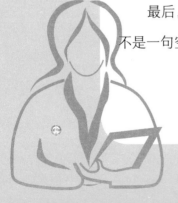

接种疫苗的用药知识

"疫苗"到底是什么

最近新型冠状病毒的疫苗备受关注。到底什么是疫苗，疫苗是怎么作用的呢？

在天花肆虐时期，医生发现得过牛痘的挤奶女工不会被天花病毒感染，由此发明了疫苗。打个比方说，疫苗好比在体外被打残、打死或是打散的病毒或细菌，接种疫苗就是把它注射进入身体。身体的免疫系统识别到这外来不明物体，就会产生抗体，进行围剿，同时抗体能够记住这种病毒或细菌的样貌以及围剿的过程。自此，再遇上这种病毒或细菌侵入体内时，免疫系统就能一眼认出，并用老办法直接杀死病毒或者细菌。

（李瑛瑛）

家庭安全用药 **88** 条

48. 什么是二类疫苗？要不要给自家宝宝打

身边经常有宝妈问我，有没有必要给宝宝打第二类疫苗，副作用会不会比较多？我们都知道第一类疫苗是免费、强制接种的疫苗，目前以儿童常规免疫疫苗为主，如乙肝疫苗、卡介苗等。这类疫苗是正常情况下宝宝一定要接种的，否则会影响孩子入学。而第二类疫苗是自费、自愿接种，如水痘疫苗、流感疫苗等。第二类疫苗与第一类疫苗一样，都能预防疾病，第二类疫苗种类更多，可以提供更广泛的疾病预防。现阶段第二类疫苗未纳入免费范围，需要宝妈们根据自己的需求和经济条件给宝宝接种。

（李瑛瑛）

49. 疫苗接种前后，需要知道的注意事项

疫苗接种前应特别注意接种者有无发热、急性疾病、过敏体质、免疫功能不全、神经系统疾患等情形，以便接种人员正确掌握接种者是否存在疫苗接种的禁忌证，

并决定能否接种疫苗。疫苗接种后应在接种场所观察 30 分钟左右。很多接种者接种疫苗之后就匆匆离开，这可是危险行为。因为接种疫苗后，由于个人体质原因，可能会发生过敏反应，监测数据表明，过敏性休克大多发生在接种后半小时之内，如果不在医务人员监护范围很容易发生危险。所以，接种后，记得留观 30 分钟哦！

（李瑛瑛）

50. 疫苗接种后的常见反应该如何处理

有的孩子接种疫苗后会出现一些反应，如低热、局部红肿，可能伴有全身不适，如倦怠、食欲不振、乏力等。上述症状一般持续 1~2 天即可消失，不需要任何处理。而下述几种反应需要采取相应的措施。

（1）腋温在 37.1~37.5℃时，应加强观察，适当休息，多饮水。

（2）腋温超过 37.5℃，或低于 37.5℃并伴有其他全身症状、异常哭闹等情况，应及时到医院就诊。

（3）红肿直径在 1.5~3cm 时，可用干净的毛巾热敷或是马铃薯切薄片敷贴，但不可搓揉，每次 10~15 分钟，每日数次。注意卡介苗的局部反应不能热敷。

（4）红肿直径大于 3cm，应及时到医院就诊。

（李瑛瑛）

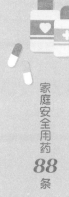

51. 疫苗可以提前或推迟接种吗

有的家长因为各种原因想要提前或推迟给宝宝接种疫苗，这样是否可以呢？

首先，疫苗不可以提前接种。提前一般不会对身体有害，但有可能影响疫苗的免疫效果。

其次，遇到特殊情况，疫苗可以推迟接种，推迟本身不会降低人体对疫苗的应答效果，但是推迟期间人体可能没有足够的免疫力，会增加患病风险。

最后，注意以下 4 种疫苗必须及时接种，不能推迟：①新生儿首针乙肝疫苗和卡介苗。②乙肝表面抗原阳性母亲所生新生儿的第 2 剂和第 3 剂乙肝疫苗。③用于暴露后免疫的疫苗：如狂犬病疫苗和破伤风抗毒素。

（李瑛瑛）

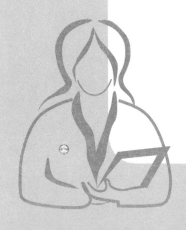

正确认识激素药膏

对于外用糖皮质激素如糠酸莫米松乳膏、地塞米松软膏、曲安奈德乳膏等，有人视它为万用药，有人对它却畏之如虎。其实，外用糖皮质激素在合理的疗程、合适的部位、正确的剂量下使用，是安全有效的。

首先，我们要明确，什么时候可以用，什么时候不能用。外用激素主要用于如各种皮炎、湿疹、银屑病、白癜风等，而痤疮、皮肤溃疡、细菌感染的脓疱疮、真菌感染的手足癣、病毒感染的带状疱疹等不宜使用外用激素。

其次，短期少量使用外用激素不良反应较小，安全性高，但长期或大量使用可能诱发或加重局部感染，也可能导致皮肤萎缩、毛细血管扩张、多毛、色素沉着、激素依赖等。我们提倡正确认识、合理使用外用糖皮质激素，既不"滥用"，也不"畏惧"。

（林接玉）

家庭安全用药 **88** 条

52. 测过敏原前应停用的药物

皮肤点刺试验是临床最常用的过敏原检测方法。许多临床常用药物会不同程度地影响皮肤点刺试验的结果。比如口服抗过敏药，如马来酸氯苯那敏（即扑尔敏）、氯雷他定、西替利嗪等，同时应注意含有上述药物的复方感冒制剂如999感冒灵颗粒、酚麻美敏片、氨酚黄那敏颗粒等。一些抗抑郁药如阿米替林，抗精神病药如氯丙嗪及糖皮质激素类药物也可能影响检测结果。如有使用这些药物，一般建议停用3~7天后再进行检测，具体情况应咨询医生，遵医嘱执行。

（林接玉）

53. 外用激素强弱有别，根据皮损科学选用

在皮肤科，外用糖皮质激素可谓是一大"神药"，市面上的品种更是琳琅满目，我们应根据症状严重程度及皮损部位选择不同强度的药物。那外用激素的强弱如何区别呢？药师教您三招，一看成分，超强效激

素有卤米松、丙酸氯倍他索等，强效激素有糠酸莫米松、氟轻松等，中效激素有曲安奈德、地塞米松等，弱效激素有氢化可的松。二看剂型，不同剂型对激素强度也是有所影响的，一般软膏剂由于辅料中加入促渗剂或角质松解剂等，会提高激素的强度。如 0.1% 糠酸莫米松软膏为强效激素，而 0.1% 糠酸莫米松乳膏和洗剂为中效激素。三看浓度，同一药物，一般浓度越高强度越高。例如 0.1%、0.05%、0.025%、0.01% 氟轻松乳膏分别是超强效、强效、中效、弱效激素。

（林接玉）

54. 如何选购外用激素类药物

市面上琳琅满目的外用激素品种，我们该如何正确选择呢？

（1）选择合适强度的药物。例如：症状重选强效，症状中等选中效，症状轻选弱效；皮损部位角化、肥厚选强效，皮肤柔嫩部位如面部、乳房、阴部、褶皱部位等选弱效。

（2）选择合适剂型的药物。乳膏剂应用范围最广，是目前最为常用的剂型；脸部痤疮及黏膜组织适宜选用清洁、透明、透气性好的凝胶剂；肥厚、角化及脱屑性皮损尤其是掌跖部位，适宜选用有保护、润滑、软化痂皮作用的软膏剂，但是皮损有渗出时不宜使用软膏剂。

（林接玉）

55. 外用激素最长用多久

大家都知道长期使用外用糖皮质激素会增加不良反应的发生，可能诱发或加重局部感染，也可能导致皮肤萎缩、毛细血管扩张、多毛、色素沉着、激素依赖等。外用激素一般每天使用1~2次，有朋友会问了，一天1~2次可连续使用多长时间呢？我们一般按激素强度来分别限定使用时长。

（1）超强效、强效激素如0.05%卤米松乳膏等，一般每周用药不应超过50g，连续使用不宜超过2~3周，尽量不用于12岁以下儿童。

（2）中效激素如0.1%糠酸莫米松乳膏、0.1%曲安奈德乳膏等连续使用不宜超过4~6周，12岁以下儿童连续使用不宜超过2周。

（3）弱效激素必要时可长期使用。

最后，注意无论使用何种外用激素，使用1~2周后症状无缓解，应尽早就医，以防延误病情。

（林接玉）

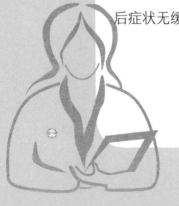

56. 外用糖皮质激素软膏"薄薄抹一层"到底怎么抹

经常听到患者来询问，外用糖皮质激素药膏一次用多少，我们经常说薄薄地抹一层。那多少算是薄薄的一层呢？在临床上我们经常用指尖单位这个名词来说明要用多少药膏。

一个指尖单位指从一个 5mm 内径的药膏管中，挤出一段恰好达到由食指的指端至远端指间关节横线间的距离长度的药量，约 0.5g，这些药量够双手手掌或者一手的手掌手背均匀涂抹一遍。如果皮损较大，我们可以用手掌来测量皮损范围，估算要用多少药膏。对于儿童，可以用大人的手掌测量皮损范围后，以大人的指尖单位来估算药膏剂量。

（林接玉）

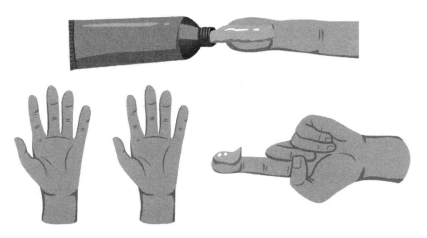

家庭安全用药**88**条

57. "糙皮星人"秋冬季护肤小贴士

在天干物燥的秋冬季节，很多人身上特别是腿上就开始发痒，甚至裤子内侧还会有一层灰屑，那是因为皮肤干燥引起的，要如何预防呢？

首先，关于洗澡要注意几个数字：2/3，5/6，10/15。2/3是指隔2~3天洗一次澡，但是如果你流了很多汗，那么就得洗澡清洁皮肤了。5/6是指水温高于体温5~6℃，不宜过热，过热的水会使皮肤油脂过度缺失，加重皮肤干燥。10/15是指洗澡时间一般为10~15分钟，不宜过长。不要每次都使用沐浴露或强效的清洁剂，洗完澡涂上滋润保湿的润肤乳。其次，注意饮食，适量吃点含油脂丰富的食物，多吃蔬菜水果，少吃辛辣刺激性食物。最后，多喝水，增加喝水的次数，保持皮肤充足的水分。

（林接玉）

58. 皮肤瘙痒就是过敏吗

绝大多数人都经历过皮肤瘙痒，总感觉有东西在刺激皮肤，有去抓挠的欲望。那皮肤瘙痒就是过敏吗？

不完全如此。过敏常有瘙痒症状，但瘙痒不一定是过敏。瘙痒常见于皮肤病，如皮肤过敏、皮炎、湿疹、荨麻疹等。除了皮肤病，其他系统性疾病也会引起瘙痒，比如糖尿病神经病变引起的瘙痒、胆汁淤积性瘙痒、肝源性瘙痒、肾性瘙痒、神经精神性瘙痒等。瘙痒的原因很复杂，当出现瘙痒症状时，除了考虑过敏性疾病外，还要想到其他疾病的可能，若数天后瘙痒无法缓解，应及时去医院就诊，以免耽误病情。

■ 发生皮肤瘙痒时怎么办呢

首先要找出造成瘙痒的可能原因，如皮肤干燥、过敏、皮炎、某些疾病等，针对病因加以处理。其次，瘙痒严重时可用湿冷敷或以拍打或按摩的方式来取代抓挠，鼓励从事其他活动来转移注意力等方法降低瘙痒感。最后，皮肤瘙痒的病人应注意环境温度控制在21~26℃，空气相对湿度控制在30%~60%，洗澡水温不宜过高，洗澡时间不宜过长，洗完澡涂上保湿润肤乳。

在生活中最好选择棉质等吸汗透气的衣物，饮食以清淡为主，忌辛辣、刺激性食物，急性期忌烟、酒、海鲜类食物。在医师或药师的指导下正确使用止痒药物，如炉甘石洗剂、地塞米松乳膏等，若是过敏引起的瘙痒，可以服用抗过敏药，如氯雷他定、西替利嗪等。

（林接玉）

吸入剂的安全使用

关于吸入剂的小常识

有的吸入剂中含有激素，不少患者"闻激素色变"，症状稍好些就不敢使用了。但其实它属于局部用药，药物剂量非常小，全身不良反应也很少。

吸入性激素的不良反应主要为声音嘶哑或口咽部的真菌感染，因此每次吸药后，要用清水反复漱口，再把漱液吐去，不要咽下。因为食管与气道的地方很难漱到，可以在漱口后再喝几口温开水。如果吸入剂中不含激素，可以不必漱口。

吸入剂是吸入到肺部起作用的，不需要考虑胃中食物的影响，因此饭前或饭后吸都是可以的，如果是一天两次，两次之间间隔大约 12 小时。如果是一天一次，每天吸入时间应当保持相对固定。

有的患者感觉没有药粉吸入，这是正常的，因为药粉剂量少而颗粒细微。只要您的吸入动作正确，就可以保证药物随气流进入气道起到治疗作用。

（陈淑娴）

59. 吸入用气雾剂的正确操作

使用吸入用气雾剂时，如何保证药物被有效地吸到肺部，正确操作是关键。

（1）用药前清洁口腔，如有痰液请咳出。

（2）移开喷口盖子，喷口朝下，用力摇匀。

（3）将肺内气体尽量呼出。

（4）口含喷口，开始吸气的同时按下药罐将药物释出，并持续、深长地吸入药物，建议吸入时间持续 3~5 秒或更长。

（5）拿出喷口的同时屏气 5~10 秒钟，再恢复正常呼吸。

（6）盖上盖子。

若需要多吸 1 剂，应等待至少 1 分钟再重复上述步骤。

如使用糖皮质激素类吸入气雾剂，吸入后应用水反复漱口并吐出。

（陈淑娴）

60. 都保的使用步骤

干粉吸入剂都保，是治疗哮喘和慢性阻塞性肺部疾病常用的药物。具体操作如下。

（1）用药前清洁口腔，如有痰液请咳出。

（2）旋松并拔出瓶盖，确保红色旋柄在下方。观察显示窗，以确认是否还有药物。

（3）拿直都保，一手握住红色旋柄部分一手握住都保中间部分，向某一方向旋转到底，再向反方向旋转到底，您会听到一次"咔嗒"声，即完成一次装药。

（4）避开吸嘴，尽量将肺部气体缓慢呼出。

（5）含住吸嘴口，持续深长有力地吸入药物，吸气持续时间建议 3~5 秒或更久。

（6）将装置从口中拿出的同时屏气 5~10 秒钟，再恢复正常呼吸。

（7）旋紧瓶盖，用水反复漱口并吐出。

（陈淑娴）

61. 都保使用注意事项

（1）新开封的装置第一次使用时，应先进行初始化，即听到两声"咔嗒"声，但每瓶都保只需初始化一次。

（2）吸气力度以能听到吸气"呼呼"声为宜。

（3）有吸才转，不要随意旋转底座。都保无所

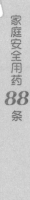

谓的"开关"，每次吸完无需再转动底座，直接旋上盖子即可。

（4）显示窗起始为"60"，不会变"59、58"，而是"60、40、20、0"。10剂刻度后开始出现红色。至全部窗口为红色，"0"至中央时药物用完。

（5）显示窗示意不准确，建议记录起始用药时间，根据用量计算用药天数。

（6）上方吸嘴口可以自由旋转以调整吸嘴口方向，这个旋转与加药无关。

（7）摇动瓶身产生的"沙沙"声，是瓶内干燥剂而不是药品产生的，药品用完仍有此声音。

（陈淑娴）

62. 准纳器怎么用才不会浪费药物

准纳器的正确使用步骤如下。

（1）清洁口腔，如有痰液请咳出。观察显示窗剩余剂量。

（2）用一只手握住外壳，另一只手的大拇指放在拇指柄上。向外推动拇指直至盖子完全打开。

（3）握住准纳器使吸嘴对着自己。向外推滑动杆直至发出"咔嗒"声，表明一个剂量的药物备好以供吸入，此时显示窗会减少

1剂量。不要随意推动滑动杆，以免造成药物的浪费。

（4）避开吸嘴，尽量将肺部气体缓慢呼出。

（5）将吸嘴放入口中，持续深长有力地吸气，吸气持续时间建议 3~5 秒或更久。

（6）将装置从口中拿出的同时屏气 5~10 秒钟，再恢复正常呼吸。

（7）将拇指放在拇指柄上，往回推外壳，发出"咔嗒"声表明准纳器已关闭。然后用水反复全方位漱口，将漱液吐出，不要咽下。

（陈淑娴）

63. 胶囊型粉雾剂怎么用

经常有患者拿着胶囊型粉雾剂来询问怎么用，下面是正确的使用步骤。

（1）用药前清洁口腔，如有痰液请咳出。清洁并擦干双手。

（2）摘下防尘帽，旋转吸嘴，打开药仓。取1粒胶囊放入药仓，旋转吸嘴关闭药仓。

（3）用手指按压 1~2 次刺孔按钮，将胶囊刺破，记得刺破后要放开刺孔按钮，手持装置的前后面。

（4）避开吸嘴，尽量将肺部气体缓慢呼出。

（5）将吸嘴放入口中，持续深长有力地吸气，要能听到胶囊转动的声音。

（6）等到吸不动时，将装置从口中拿出的同时屏气5~10秒钟，而后恢复正常呼吸。

（7）打开吸嘴，倒出空胶囊，关闭吸嘴，最后盖上防尘帽。

（陈淑娴）

64. 吸入剂有效吸入的小技巧

如果您正在使用吸入剂，这一篇一定要看，它能帮助您更好地掌握吸入技巧。

（1）缩唇训练：缩起嘴唇做呼气吸气的动作，可以前面放张纸巾，吹动纸巾，保持嘴型再回吸。只有通过唇部肌肉的正确用力，才可以保证气体有效进出肺部。

（2）使用时避开吸入剂的吸嘴呼气，以免呼气中的潮气，让药粉黏附在装置内。

（3）只能是一次持续深长有力地吸入，以听到"呼呼"的持续进气声为佳，或是持续的胶囊转动声为宜，而不是反复地"吸—呼—吸—呼"动作或是短促吸气。吸入时间建议持续3~5秒或更长。

（4）如果担心吸一次没把药粉吸干净，可以休息1~2分钟，不必装药，重复吸入步骤。

（5）药粉吸入后必须立马屏气5~10秒，否则部分药粉可能随着气流呼出。

（6）严禁用水或液体清洗吸嘴外部，除了胶囊型粉雾吸入器可清洗（但要干燥后使用），其他吸入剂每次用完后都用干纸巾擦拭吸嘴的外部。吸入剂也不能放到冰箱保存。这些都是为了避免水分进入装置中影响药品性状。

（陈淑娴）

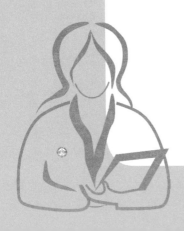

家庭使用中药小知识

中药没副作用？错了，甘草都不能随便吃

是药三分毒，中药也不例外，如"十八反"配伍禁忌中，最常见的甘草不能与甘遂、大戟、海藻、芫花同时使用，二者会产生剧烈的毒副作用。此外，甘草的服用要根据病情以及身体状况而定，一般不宜过量，甘草如果过量使用、长期服用或者使用不当的话，可能出现阳痿、呼吸衰竭、高血压、水肿、孕妇早产、儿童早熟等不良反应。中药特别讲究"辨证用药"，必须在中医理论指导下根据每个人的体质用药，不同体质和证型选用的药方组合都不一样，中药安全没副作用的观点是错误的。

（林莹莹）

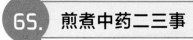

65. 煎煮中药二三事

■ 煎煮中药时你会用什么锅呢

砂锅、陶瓷器皿或玻璃器皿都是最佳选择，这类器皿导热均匀，化学性质稳定，不易与药物发生化学反应。其次是不锈钢器皿，这类器皿导热良好，方便易寻。不可以选用铜、铁与铝制的器具，这类器具化学性质不稳定，经过长时间的煎煮，可能游离出微量金属离子，甚至与有些中药发生化学反应。

■ 中药该不该清洗后再煎煮呢

不需要。首先，有的药材有效成分可溶解于水中，水洗会导致有效成分流失。其次，水洗会使粉末类药材如滑石粉等直接损失。再次，有的药材在炮制过程中加入蜜、酒等辅料，水洗会导致辅料的流失，药效降低。其实，中药材在制作过程中通常需要经过炮制，其中就有清洗、除去杂质、晾晒等一系列程序，而且，中药材在服用前需要经过长时间的高温煎煮。因此，中药材煎煮后，稍加沉淀，除去药渣，就可以放心服用了。

■ 中药方中的"先煎"二字，你了解吗

患者拿到处方时，有些特殊中药会标注"先煎"二字，这是什么意思呢？"先煎"的中药包括介壳、矿石类药，以及附子、乌头等有毒副作用的中药。介壳、矿石类药因质地坚硬，有效成分不易溶出，宜先煎 20~30 分钟，再加入其他药同煎。附子、乌头等有毒副作用的中药，必须先煎 45~60 分钟，并按剂量大小注意煎煮时间，以降低毒性，保证安全用药。其他特殊煎法还包括"后下""包煎""另煎""冲服"等，请大家在煎煮时加以留意，并询问中药师具体的煎药方法。

（林莹莹、张宇颖）

66. 中药的储存方法

大家有没有发现，中药材太容易变质了，变质的中药不仅药效降低，还有毒副作用，如果发现中药出现霉变、虫蛀、粘连、风化等，应该丢弃，不能使用。在中药储存过程中我们要注意哪些问题呢？首先，取回的中药避免放在阴暗潮湿的地方，也不能被太阳直射。一般取药贴数不应超过 7 剂，也可以将中药用塑料袋、塑料盒密封后放入冰箱 2~10℃冷藏储存。对于单味中药饮片，如菊花、枸杞等，应置于密封罐中贮存，但也不宜久存。

（林莹莹）

67. 上火就吃祛火药对吗

人们习惯地认为一旦牙龈、咽喉肿痛就是"上火"，会自行服用祛火类药物。然而牙龈、咽喉肿痛的原因很多，中医的火也有虚实之分，祛火类药材性质苦寒，针对"实火"的确有用，但如果是"虚火"，只会让虚者更虚。长久服用，不仅不能祛火，反而能引起体内阳气受损，使免疫力下降，诱发更多的病症。是实证还是虚证，患者未经中医看诊自行判断往往容易出错。就算是"实火"，也要根据火在脏腑的不同位置使用不同的药物。因此，建议大家如果有牙龈或者咽喉肿痛的症状，可以由有经验的中医诊断后，再选用药物。不管是从长远的维护身体健康还是阴阳平衡的角度来说，对症用药，才不会延误治疗甚至产生不良后果。

（张宇颖）

68. 服用滋补中药该注意的问题

中药药效的发挥不仅和药物是否对症有关，在服用方面也很有讲究。例如滋补类中药适合在清晨阳气升发之时空腹服用，这样药物直接作用于消化道黏膜，吸收会更好一些。服用中药的前后一小时最好不要服用茶、咖啡等，以免中药与食物中的鞣质、咖啡因等成分发生化学反应，影响药物的疗效。白萝卜会破气行气，与补益类中药如黄芪、人参等同服，会降低或者消除药物补气的作用。绿豆清热解毒也会影响滋补类中药的疗效。不仅如此，辛辣、生冷、油腻的食物都尽量少吃，以免影响肠胃对药物的吸收。除此之外，如果有西药同服，建议中西药服用时间间隔半小时至一小时。

（张宇颖）

69. 枸杞你懂得吃吗

枸杞作为一种家喻户晓的中药，有滋补肝肾、益精明目的作用。如果平时有腰膝酸痛、头晕目眩或者耳鸣之类的症状，可以适量服用。许多人喜欢枸杞与食物一同煲汤或单独泡水，然而枸杞中含有的有效成分玉米黄素是不溶于水的，干吃才是发挥枸杞最大效果的服用方法。吃的时候只需抓一小把（6~10粒），在晚上睡前咀嚼吞服就可以了。这里需要注意的是，体质热、脾胃

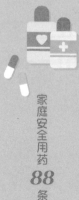

虚弱并且容易腹泻的人群是不建议食用枸杞的，否则可能导致症状的加重。

（张宇颖）

70. 什么是代煎中药

现在医院都有代煎中药业务，代煎极大地方便了患者，很适合没有时间煎煮或者无法掌握煎药操作规范的人群，避免了因为不恰当的煎药方法影响药效。不仅如此，代煎中药还有方便携带服用的特点。患者从医院取回代煎中药，应待药物完全冷却后存于冰箱保鲜层，一般有 10~14 天的保质期。如果没有冰箱，尽量在阴凉处、冷水或冰水等低温环境中保存。服用前可以将药袋撕开倒入碗中隔水加热，也可以直接将药袋置于热水中浸泡升温。热药时保证汤药热透，以免喝下冷热不均的汤药导致肠胃不适。如果保存过程中出现药袋鼓起或药液变味等异常现象，均属于变质，不可再服用。

（张宇颖）

癌症患者缓解癌痛的安全用药

抗击癌症，也要抗击癌痛

癌症是我们健康的重大威胁，癌痛就像是癌症的影子，相伴相生，影响生存质量和生存期，给患者及家属带来沉重的身心负担。可能有的患者觉得，癌痛是"癌症不可避免的症状，能忍则忍"；也可能有的患者觉得，出现癌痛就意味着癌症到了晚期，已经没有治疗意义了从而对生活失去了信心。其实不然，癌痛也可能是某些癌症早期的症状，很多病人就是因疼痛就诊后才发现癌症。即使到了癌症晚期，有效的镇痛治疗，对于改善患者生活质量、延长患者生存期都有重要的意义。当癌痛得到有效控制后不仅提高了患者的生活质量，同时更有利于接受手术、化疗、放疗等抗肿瘤治疗。

因此，癌痛不可忽视也无须忍受，抗击癌症，也要抗击癌痛！

（刘茂柏、林碧娟）

71. 癌痛治疗讲究标本兼治

癌痛可以控制，癌痛治疗原则是标本兼治，治疗癌痛为治标，治疗肿瘤为治本，治标为治本提供最佳条件，通过互补来争取更好的治疗效果。除了外科手术、化疗、放疗、分子靶向治疗等针对癌肿本身的治疗手段，癌痛还可以通过镇痛药物、介入治疗、物理治疗、心理舒缓等方法来综合治疗，其中镇痛药物治疗是临床应用很广泛也很有效的方法。常见的镇痛药物有非甾体抗炎药、弱阿片类镇痛药、强阿片类镇痛药和辅助镇痛药等，对于能口服的患者优先口服，医生会根据个人疼痛特点制订不同的用药方案和安全监护方案。

（刘茂柏、林碧娟）

72. 癌痛不用怕，我们有药可以治

疼痛是癌症患者的常见症状，如果得不到及时、有效的控制，会给患者带来沉重的身心负担，严重降低患者生存质量。

如果是轻度疼痛，可以选对乙酰氨基酚或其他非甾体抗炎药如布洛芬、塞来昔布等；如果是中度疼痛，可以选用弱阿片类药物如常见的可待因、曲马多，必要时加用对乙酰氨基酚或非甾体类和辅助镇痛药，或换用小剂量的吗啡或羟考酮等强阿片类药物；如果是重度疼痛，可以用吗啡、羟考酮等强阿片类来治疗，此时应根据患者疼痛治疗所需进行剂量的调整，并且可以不管所谓的"剂量上限"，凡能使疼痛得到安全有效缓解的剂量就是正确剂量。对于一些无法口服药物的患者，也可以选用透皮贴剂类的镇痛药物，如芬太尼透皮贴剂等。

对于癌痛，不用忍也不需忍，很多药物都可以帮助您。

疼痛分级示意图

■ 癌痛常用的消炎镇痛药

非甾体抗炎药是轻度疼痛常见的镇痛药。临床中经常用到的阿司匹林、布洛芬、双氯芬酸、塞来昔布、依托考昔等，都属于这类药物。

当处方中遇到非甾体抗炎药时，患者常警惕地问，医生您开的药含激素吗？

这里可以告诉大家，非甾体抗炎药，不是激素，不含激素。

这类药物是轻度癌痛常用的镇痛药，无成瘾性，最常见不良反应是胃肠道反应，其次还有心血管疾病风险、肝肾功能损伤等。由于这类药物有天花板效应，过量用药，疗效不增加，副作用反而会增加，长期用药也会增加不良反应的发生率，应避免超剂量用药和长期用药，同时应在医生指导下，定期进行必要的血液学、肝肾功能监测。

（刘茂柏、林碧娟）

73. 杜冷丁并不是最适合癌痛患者的镇痛药

讲起癌症镇痛药物，可能很多人第一个想到的就是杜冷丁针，又叫盐酸哌替啶注射液，可真相是：杜冷丁并不是最适合癌痛患者的镇痛药物！首先，杜冷丁的镇痛作用并不强，仅为吗啡的1/10~1/8。其次，杜冷丁的镇痛维持时间很短，仅2~4小时，如果癌痛患者要控制疼痛，一天内需要反复注射，不利于平稳控制患者疼痛，且易导致患者药物成瘾。第三，杜冷丁反复使用会导致代谢产物去甲哌替啶蓄积，代谢产物没有镇痛作用，反而会导致神经中毒症状，也会对肾功能产生严重的影响。最后，由于杜冷丁易于成瘾，国家对其严格管控，不允许带回家注射，只能在二级及以上的医疗机构内使用，对于需长期镇痛的患者并不是个好选择。所以，杜冷丁并不是癌痛患者的首选镇痛药物，也不适合中重度癌痛的治疗。

（林琦）

74. 阿片类镇痛药，使用有讲究

癌痛病人以慢性疼痛为主，一般需要长期使用药物，镇痛药物应方便应用，注射类镇痛药因为不易获得以及居家使用的不便性，并不推荐癌痛患者长期使用。癌痛患者的镇痛药物应以口服为主，常选用缓释控释制剂，达到长久镇痛作用。为了更好地控制疼痛，维持较平稳的血药浓度，应根据医嘱按时给药，如要求一日两次，则间隔12小时给药，一日3次，间隔8小时给药一次。如果减少给药次数，或是仅疼痛时吃药，不痛不吃，都会影响全天的镇痛效果，患者发生爆发痛，就是突发痛的概率增大，不但影响患者生活质量，还要临时加服药，可能导致一日总剂量增加，相应的不良反应也增加。

吗啡等阿片类镇痛药使用有讲究，请按照医嘱用药，切勿随意用药。

■ 用几招应对阿片类药物的副作用

经常有患者或其家属来取吗啡等阿片类镇痛药物时会问，吃完这个药怎么老是便秘？的确，便秘是这类药物最常见的不良反应，患者可以用一些缓泻剂来改善，例如乳果糖口服溶液、复方聚乙二醇电解质散等，于每日睡前或早上用药一次，如症状改善不佳，可一日两次使用。

此外，第一次使用阿片类药物的患者，常会出现恶心、呕吐、嗜睡、头晕等不适，大部分患者过几天会自行好转。恶心、呕吐严重的患者，可以使用止吐药物如甲氧氯普胺、格拉司琼片等来预防或治疗。但要注意乳腺癌患者不宜使用甲氧氯普胺。

有的患者使用阿片类药物过程中还会出现过度镇静、精神异常这些反应，此时应先考虑是否有肝肾功能不良，或者合并使用精神类药物等情况，同时需要减少阿片类药物用量，甚至停用或更换镇痛药物。使用阿片类镇痛药物时，患者及其家属应注意观察药物引起的不良反应，及时反馈给医生，以便调整治疗方案。

（林琦）

75. 镇痛治疗只要能部分缓解疼痛就够了吗

疼痛是癌症患者常见的症状，针对这一症状，镇痛治疗是非常必要的，但是有的患者害怕药物的副作用，想着少吃点药，就会少点副作用，只要不那么痛就好，或者是一天大部分时间不痛，偶尔痛一下，忍忍就过去了。这种想法并不对。疼痛得不到良好控制，可能会引起或加重患者焦虑、抑郁、乏力、失眠以及食欲减退等症状，显著影响患者的日常活动、自理能力、社会交往和整体生活质量。对于所有的癌痛患者，应当积极配合医生合理使用镇痛药物，服药后若无法完全镇痛，或自觉不良反应不能耐受时，应当告知医生，积极调整药物剂量或种类，百分之九十的患者可以在兼顾不良反应的同时取得很好的镇痛效果，做到无痛睡眠、无痛休息、无痛活动。

癌痛不需忍，积极镇痛治疗才是提高癌痛患者生命质量的关键。

（林琦）

76. 吗啡剂量用得越大就说明病情越重吗

经常有癌痛患者询问，吗啡越用越多，是不是病情到了晚期了？这种想法是错误的。疼痛是一种"主观"感受，具有显著的差异性，不同的人相同的疼痛强度所需要的镇痛药剂量也不一定相同。有些患者需要高剂量的吗啡才能达到控制疼痛的目的，有些人低剂量即可镇痛。因此，吗啡使用的剂量大小，不能反映病情的严重程度，更不能由此估算生存期的长短。对任何重度疼痛病人，无论肿瘤临床分期及预计生存时间长短，只要镇痛治疗需要，都可以使用最大耐受量阿片类药物，以期理想地缓解疼痛。

（林琦）

77. 阿片类药物该用就得用

经常在取药窗口听到患者间交流："你用吗啡啦，不要这么快就用啊！"或者是："你用到这么大量了，以后会不会没得治啊？"药师告诉您这种"吗啡能不用就不要用，即使使用也要有限度"的想法是错误的。吗啡等阿片类药物是癌痛治疗中必不可少的，当患者出现中、重度疼痛时即可使用阿片类药物。只要疼痛到达一定强度，越早使用，所需阿片类药物的剂量就越低，而且产生耐受的时间会越长。相反，如果将阿片类药物放到最后使用，剂量可能非常大，且耐受快，不良反应出现的可能性也会加大。所以，当医生建议您使用吗啡类药物控制癌痛时，当用则用。

■ 长期服用阿片类镇痛药会"成瘾"吗

吗啡、羟考酮等阿片类镇痛药是癌痛患者的常用药物，经常有癌痛患者听到"阿片"，就不敢用药，害怕长期服用会"成瘾"。事实上，大量国内外临床研究表明：癌痛患者长期服用吗啡等阿片类镇痛药物，并未增加阿片类药物成瘾的风险。实际上，在中重度癌痛患者的规范治疗中，药物成瘾的发生率非常低，仅为 0.029％~0.033％。相反，剧烈疼痛如果没有很好控制，疼痛带给患者的应激反应常导致全身血管收缩，消化吸收功能下降，免疫力低下，疼痛的恐惧心理会引起一系列反应，生存期也会缩短。所以癌痛病人在医生、药师的指导下，合理使用阿片类药物，可以减轻疼痛，改善生活质量，不用过度担心药物"成瘾"。

（林琦）

78. 说说辅助镇痛药物

有一次，一位肿瘤患者拿着医生开的卡马西平来问：我又没有得癫痫，医生为什么给我开抗癫痫的药物？原来，这个患者存在癌痛，并伴有神经痛的症状，医生给他开这个药物是为了减轻他的疼痛。在疼痛治疗中，这些可以增强阿片类药物的止痛效果，或直接产生一定的镇痛作用的药物，称作辅助镇痛药物，用于辅助治疗癌痛患者的神经病理性疼痛、骨痛和内脏痛。

常用的辅助镇痛药包括卡马西平等抗惊厥类药物，阿米替林等抗抑郁类药物，地塞米松、泼尼松等糖皮质激素，利多卡因等局部麻醉药以及氯胺酮、唑来膦酸等。患者可以在就诊时告知医生疼痛的类型如钝痛、撕裂痛、放电样疼痛、烧灼痛或是麻木样痛、灼痛等，以及疼痛的部位、严重程度，以便判断是否需使用辅助镇痛药物。

（林琦）

79. 正确使用芬太尼透皮贴剂

芬太尼透皮贴剂是无法口服药物的癌痛患者常用的阿片类镇痛药。正确使用方法如下。

准备敷贴的部位

选择躯干或上臂平整皮肤表面，注意皮肤表面应无破损。敷贴时皮肤要干燥干净，如有污物只用清水清洗即可，毛发应用剪刀剪除，不用剃须刀，以免皮肤破损。

正确敷贴贴剂

按箭头指示找到缺口，撕开外包装，取出贴剂，撕下一边底衬，将贴剂贴于准备好的皮肤处，再撕下另一边底衬，以手掌用力按压30秒，并用手指沿贴片边缘再按一次，确保贴剂与皮肤完全接触。

注意事项

（1）本贴剂开袋后应立即使用，不能切割破坏贴剂。

（2）使用期间应避免身体接触热源，如电热毯、烤灯、桑拿浴、光照等，否则可能导致吸收量增加而发生意外。

（3）及时记录使用时间，72小时准时更换贴剂。

（4）注意更换粘贴部位，数次后才可在相同的部位重复贴用。

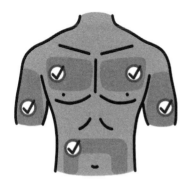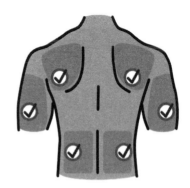

贴的部位可以为躯干或上臂的平整皮肤表面

（5）外包装与更换下来的贴剂应妥当保管，避免儿童或其他人接触，于下次取药时归还取药处。

（林琦）

80. 家属如何获取癌痛用药，让亲人不在痛苦中离世

大家都知道治疗癌痛的麻醉药品采取的是特殊药品管理的办法，管理得特别严格，那家属如何帮助癌痛的患者获得呢？

家属可以到当地的正规医疗机构办理麻醉药品专用病历，然后由医师为癌痛患者开具麻醉药品：麻醉药品注射剂（其中哌替啶注射液只能在院内使用），每张处方不超过 3 日常用量；控缓释制剂，每张处方不超过 15 日常用量；其他剂型，每张处方不超过 7 日常用量。

要如何办理麻醉专用病历呢？

拿我们医院来说，办理专用病历时需要带上以下证件备案：①医院开具的疾病诊断证明。②患者的身份证、户口本原件及复印件。③代办人的身份证原件

及复印件。签署知情同意书，同时办理一本麻醉药品专用病历，每次需要使用专用病历复诊开药。

注意留存使用过的原批号的针剂空安瓿和贴剂的废贴和外包装，在下次取药时记得带到医院交给"麻醉药品"取药专窗的药师。患者不再需要麻醉药品时，需要立即停止取药，如果您有用剩的未使用过的麻醉药品应无偿退回医院药房，然后统一销毁。

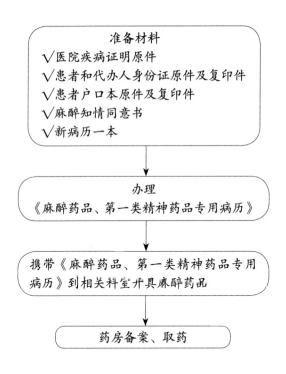

（林琦）

海淘药的用药安全

信息不对称，小心用错海淘药

近日，有一款日本网红感冒药引起小药师的关注。代购网站声称这款感冒颗粒成人、儿童均可安全服用，并给出了 1~14 岁不同年龄段的服用剂量。然而，小药师查阅日本厂家的官网后却发现，产品说明书上赫然写着"未满 12 岁，请勿服用"。

原来，这款感冒颗粒含有"磷酸双氢可待因"，根据日本最新规定，含有"双氢可待因"成分的药品禁止用于 12 岁以下儿童。原来，该产品曾多次修改药品说明书，然而，代购网站并未及时更新药品用法信息。很多购买日本药品的家长并没有日文阅读能力，极有可能就按照代购网站给出的药品用法用量给家中的小宝宝服用。而关于"双氢可待因"这个成分，我国的规定是 18 岁以下青少年儿童禁用。在此，小药师温馨提醒：海淘药品需谨慎！信息不对称，小心用错药！

（张金）

81. 常滴网红眼药水，小心伤了你的眼

前几天，同事问我，日本代购的眼药水，可以长期滴吗？

原因是她大二的孩子，觉得滴了日本网红眼药水后，眼睛很舒服，看东西也变清晰了，班上同学都在滴。

我拿过眼药水一看，原来成分中有"甲硫酸新斯的明"！这是一个抗胆碱酯酶药，具有缩瞳、降低眼压，以及缓解眼疲劳的作用。理论上，相当于眼睛睫状肌的"兴奋剂"。

使用含"甲硫酸新斯的明"的眼药水后，短时间内，看近的东西可能会变清晰，但是长期使用，会造成眼睛睫状肌在药物作用下，勉强继续工作，长此以往，睫状肌处于"劳损"状态，导致眼疲劳更难缓解。

是不是很可怕？快拿起你手中的网红眼药水，看看有没有这个成分吧！

（张金）

82. 改善眼部红血丝的眼药水，真的是你的"亮眼"神器吗

都说"眼睛是心灵的窗户"，尤其疫情期间，个个都带口罩，只能凭借眼睛，来判断颜值了，一双"Buling Buling"的清澈大眼，

绝对是个大大的加分项。对于熬夜一族，以及容易用眼过度的学生、"码农"来说，眼睛红血丝，简直就是一个顽疾，直到遇见"能够改善眼部红血丝的眼药水"……

这类眼药水之所以能够改善红血丝，是因为添加了"盐酸四氢唑啉"！这是一种 α_1 肾上腺素受体激动剂，能够收缩血管，从而减轻眼睛红肿和充血的症状。

但是，这种作用治标不治本！长期使用容易导致干眼症！万一不幸得了干眼症，别说"亮眼"了，睁眼都让你难受！现在你还敢继续滴号称"能够改善眼部红血丝"的眼药水吗？

（张金）

83. 开盖后的眼药水可以用多久

相信很多有滴眼药水习惯的人，都会在包中备一支眼药水，那么现在问题来了，您记得这一支眼药水的开盖时间吗？您会把它滴完再丢弃吗？

如果您的回答是"不记得，坚持用完"，那么请您一定要看完这篇文章。

目前市面上流通的眼药水中除了单剂量包装的人工泪液不含防腐剂外，其他眼药水或多或少都含有防腐剂，当然，来自日本的"网红"眼药水也不例外。

防腐剂对眼睛，尤其眼表的伤害巨大，长期使用会导致眼睛干涩、过敏、炎症等恶性循环，因此，所有含防腐剂成分的眼药水都不推荐长期使用。

虽然大部分眼药水中含有防腐剂，但是开盖后，一个月内用不完，也可能被污染了，不能再用！记得丢弃到有害垃圾桶哦。

（张金）

84. 如何正确选择眼药水

不少日本产的"网红"眼药水，都会在包装上标注"第二类医药品"，根据日本相关法规，第二类医药品需要注意药品的副作用，应当由药师介绍用法用量和副作用后才能购买。

大多"网红"眼药水号称"功能强大"，所含成分也十分复杂，而国内正规医疗机构中的眼药水，大多只有一种功效，要么抗菌，要么抗炎，要么抗过敏，要么就是人工泪液滋润眼睛……

在这里，药师温馨提醒：导致眼睛不适的原因多种多样，例如细菌感染、病毒感染、眼压增高、过敏、老花眼、免疫性因素等，一定要通过眼科医生明确诊断后，再选择合适的眼药水，才是正确的操作。

（张金）

85. 小心！别被"凉丝丝"的眼药水蒙蔽了双眼

最近，在学生和白领中，又兴起一类"网红"眼药水，这类眼药水按滴眼后的清凉度来分级，数值越高，清凉感就越强。有些人为了追求"提神醒脑"，还会特意选择清凉度级别高的眼药水。

原来，这一类眼药水中添加了冰片、薄荷脑、樟脑等，能够产生清凉感的成分，清凉感越强，添加的种类及含量就越多。但是，这类成分滴在眼睛上到底是什么作用机制、有无不良反应和毒性反应、哪些人不适用，目前都没有相关研究！

而选择这类眼药水的人群，为了追求一时的清凉快感，往往会习惯于长期、频繁滴眼。这可能会给我们身体中最精密的器官——眼睛，带来不可逆的损害。

■ 缓解视疲劳，不用药也有招

除了使用药物外,药师再教您几个缓解视疲劳的生活小妙招。

（1）劳逸结合，成人做到，用眼1小时休息10分钟，而青少年用眼30分钟就要休息。

（2）注意用眼姿势，眼睛与屏幕距离保持在60~80cm，可采用下视10°~15°的视角。

（3）有意识增加眨眼次数，维持眼睛湿润。

（4）适当热敷,用60℃左右温水浸湿毛巾,拧干后热敷眼睛,每次20分钟左右，有助于湿润眼表、活血、通脉、明目。

（5）保证营养均衡、确保充足睡眠、多进行户外运动，如打羽毛球、乒乓球等，让眼睛在追物过程中，睫状肌不断收缩、放松，从而促进眼部代谢，缓解眼疲劳。

（6）使用手机等电子产品要有度，成人单次使用手机不宜超过30分钟，儿童不宜使用手机；黑暗环境中使用手机要有背景光；不能躺着玩手机。

（张金）

86. 火遍宝妈圈的"无比滴"，并非"无比敌"

提到驱蚊止痒，很多宝妈们都会去选购海淘网红"无比滴"。

它的止痒效果且不论，宝妈们在买买买之前，不妨先看看药师对它安全性的分析吧。

无比滴的主要成分含有苯海拉明，可抑制中枢神经。如今，美、英等国的说明书中都不建议2岁以下儿童使用该药物，我国国家处方集（儿童版）也没有收载此药。然而，无比滴的幼儿版（粉色）说明书上却提示3个月以上儿童可用，成人版（蓝色）提示6个月以上儿童可用，并不够严谨。

要知道，2岁以下的儿童，皮肤角质层很薄，涂抹同样的外用药，经由皮肤吸收的苯海拉明较成人更多。每瓶无比滴中主要成分苯海拉明的添加量为2g，如果一日内反复多次大面积涂抹，就存在过量中毒的风险，可致婴幼儿易激动、幻觉、抽搐，甚至死亡，而即便是小剂量的苯海拉明也有导致儿童中毒的报道。

药师建议，出于安全性考虑，2周岁以下宝宝还是不要用无比滴了，2周岁以上宝宝每日使用次数及涂抹面积也要控制，最好咨询下药师。如果宝宝痒得厉害怎么办？可以试试更为安全的药，例如炉甘石洗剂等。

（林碧娟）

87. 海淘感冒药，小心把心闹

家中有小宝宝的爸妈们，你们的日淘名单中是否有包装颜值爆表的宝宝用感冒颗粒？

虽然日本药品在细节方面确实设计得人性化，连感冒颗粒都能做到又"好吃"又"好喂"，但是，您别忘了，这毕竟是药品！据药师调查，日本多款"网红"感冒药都是复方制剂，其中不少成分甚至是国内处方集及药典未收入记载的。例如某宝那款颜值爆表的感冒颗粒中所含有的"羟苯酰苯酸替培啶"就是一个新药，国内权威书籍均无相关记载，查阅文献也未发现在婴幼儿中使用的临床证据。

所以，小药师在此劝诫大家，千万别迷信"网红"药品！药品千万种，安全最重要。迷信"网红"药，小心把心闹！

（张金）

88. 日淘感冒药真的安全又好用吗

药师关注到，海淘网站上销量名列前茅的 5 款日本感冒药均是复方感冒制剂。所含成分大致分为以下五类：抗组胺药、减充

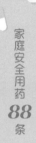

血剂、解热镇痛药、镇咳药、祛痰药及其他辅助成分。与国产复方感冒制剂组成并无二致。

那么选择复方感冒制剂真的是上上策吗？当然不是这样。普通感冒是一个自限性疾病，提倡对症治疗，完全没必要在一出现感冒症状时就一股脑儿把这些不同成分的药全吃上！

那么该如何选择感冒药呢？

正确的操作应该是根据症状选择药品。感冒初期，常常只有卡他症状，表现为鼻塞、打喷嚏、流清水样鼻涕，这时你只需要服用氯苯那敏即可解决问题；如果鼻塞严重，还可加用伪麻黄碱缓解鼻充血；若伴有发热，且腋下温度超过 38.5℃时，你可以选择对乙酰氨基酚来退热。对乙酰氨基酚是很多复方感冒制剂中都有的成分，但是需要注意，一日最大量不得超过 2g。如果有痰，可选择祛痰药，如果咳得厉害，影响到休息，再适当选用镇咳药，但是痰多的情况下不宜使用镇咳药，否则不利于痰液排出。

（张金）

附　安全用药科普短视频

一、带你认识药与药师

二、胃病用药知多少

三、哮喘慢阻肺用药有讲究

四、癌痛不用忍，药物来帮助

五、你关心的疫苗要点都在这

六、老人用药常见误区

七、不要轻视骨质疏松

八、女人避不开的那些药

家庭安全用药 **88** 条

九、不要让药物影响高考成绩

十、儿童用药跟我学

十一、你需要了解的药知识

十二、外用激素不可怕，用好是关键

十三、中药门道，你要知道

十四、学习家庭药箱的点点滴滴

十五、助你避开海淘药的坑

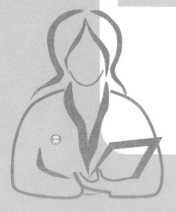

扫一扫，药师出镜更精彩！